AF460202

INVENTAIRE
R 28,888

OTHÈQUE DE LA PAIX

UBLIÉE PAR LES SOINS DE LA

LIGUE INTERNATIONALE ET PERMANENTE DE LA PAIX

TROISIÈME LIVRAISON

LA GUERRE ET LES ÉPIDÉMIES

D'APRÈS LES MÉMOIRES

DE LA

SOCIÉTÉ DES SCIENCES MÉDICALES DE METZ

PAR

M. F. GUILHAUMON

TROISIEME ÉDITION

PRIX: 50 CENTIMES

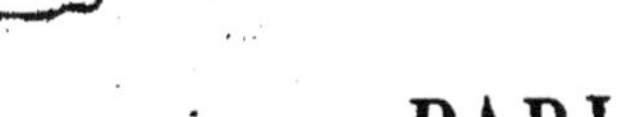

PARIS

PICHON-LAMY ET DEWEZ

ÉDITEURS DE LA BIBLIOTHÈQUE DE LA PAIX

15, RUE CUJAS

GUILLAUMIN ET Cie 14, RUE RICHELIEU

SECRÉTARIAT, RUE CUJAS, 15

Tous droits réservés.

La Ligue internationale de la Paix a été constituée le 30 mai 1867 par la DÉCLARATION suivante :

« Les soussignés, unis dans de mêmes sentiments de prévoyance, de justice et d'humanité ;

Considérant que la guerre et les animosités réciproques qu'elle engendre sont en contradiction même avec toutes les tendances de civilisation, et spécialement avec cet irrésistible mouvement qui, de plus en plus, rapproche les hommes par le travail ;

Convaincus que le véritable patriotisme, à mesure qu'il fait mieux sentir aux diverses nations le prix de leur propre indépendance, leur impose plus visiblement le devoir de s'abstenir de toute atteinte et de toute menace à l'indépendance des autres nations ;

Déclarant prendre ensemble la résolution de défendre et de propager, selon leurs forces, ces grands principes de respect mutuel qui doivent être désormais la charte commune du genre humain ;

Et dans cette intention ils se constituent, dès aujourd'hui, en Comité pour la formation d'une *ligue internationale et permanente de la paix ;*

Ils font avec confiance, pour le développement et le succès de cette œuvre, appel au concours de tous les hommes de bonne volonté de tous les pays. »

ALTGELD, conseiller intime de régence à Dusseldorff (Prusse).

ARLÈS-DUFOUR, *vice président.*

Cesare CANTU, ancien député au Parlement italien.

Michel CHEVALIER, sénateur, membre de l'Institut, etc. *vice-président.*

Auguste COUVREUR, membre de la chambre des Représentants de Belgique, rédacteur de l'*Indépendance belge.*

Jean DOLLFUS, ancien maire de Mulhouse, *vice-président.*

Joseph GARNIER, rédacteur en chef du *Journal des économistes*, professeur à l'École impériale des ponts-et-chaussées, secrétaire du Congrès de la Paix, en 1849.

A. GRATRY, prêtre de l'Oratoire, membre de l'Académie française.

ISIDOR, grand rabbin du Consistoire central Israélite.

Baron Justus de LIEBIG, de Munich, *vice-président.*

NOTTELLE, commerçant.

PAILLOTTET, ancien vice-président du Conseil des prudhommes.

Martin PASCHOUD, pasteur de l'Église réformée de Paris.

J. M. PASTOR, sénateur, ancien ministre des finances, président de l'Association espagnole pour la réforme douanière, etc., *vice-président*

Frédéric PASSY, *sec[illegible]énéral.*

Charles SUMNER, m[illegible] Sénat des États-Unis, [illegible]n, *vice-président.*

Docteur de VARR[illegible]RAPP, de Francfort.

Auguste VISSCHERS, membre du Conseil des mines de Belgique, président du Congrès de Bruxelles en 1848, vice-président du Congrès de Paris en 1849, etc., *vice-président.*

Voir à la fin la Circulaire du Comité.

LA GUERRE ET LES ÉPIDÉMIES

231/69

BIBLIOTHÈQUE DE LA PAIX

PUBLIÉE PAR LES SOINS DE LA

LIGUE INTERNATIONALE ET PERMANENTE DE LA PAIX

TROISIÈME LIVRAISON

LA

GUERRE ET LES ÉPIDÉMIES

D'APRÈS LES MÉMOIRES

DE LA

SOCIÉTÉ DES SCIENCES MÉDICALES DE METZ

PAR

M. F. GUILHAUMON

TROISIÈME ÉDITION

PRIX : 50 CENTIMES

PARIS
PICHON-LAMY ET DEWEZ
ÉDITEURS DE LA BIBLIOTHÈQUE DE LA PAIX
15, RUE CUJAS
GUILLAUMIN ET Cie 14, RUE RICHELIEU
SECRÉTARIAT, RUE CUJAS, 15

Tous droits réservés.

AVERTISSEMENT

Le Comité de la *Ligue de la Paix* croit faire une œuvre utile en réunissant, dans une collection d'un format commode et d'un prix modeste, les publications les plus propres à dépopulariser la guerre et à populariser la paix. Il donne à cette collection le nom de *Bibliothèque de la Paix*.

La *Bibliothèque de la Paix* comprendra successivement des ouvrages anciens, trop peu connus ou difficiles à se procurer (comme les écrits d'Erasme, de l'abbé de Saint-Pierre, de Kant, de J.-J. Rousseau), et des ouvrages plus récents, quelquefois entrepris spécialement à l'intention de la *Ligue* et par ses inspirations, comme l'étude sur *la Guerre et les Epidémies*, qui forme cette livraison. Les publications de la première catégorie sont dans le domaine public ; il n'y a rien à en dire. Pour les secondes, le Comité croit de son devoir d'avertir qu'il n'entend pas les donner, dans toutes leurs parties, comme l'expression rigoureuse de ses propres idées. Il n'admettra dans la série des volumes imprimés par ses soins que des travaux sérieux, exempts de toute violence et de toute animosité politique ou religieuse, et sincèrement consacrés à l'étude de quelqu'une des faces de la grande question dont il poursuit la solution. Il n'imposera pas aux écrivains qui lui prêteront leur concours une étroite et méfiante censure, et ne prétendra pas les plier tous au joug d'une formule uniforme. La variété des points de vue est inévitable, et elle est un des éléments du progrès des idées. Il suffit que, par leur esprit général, les différentes parties de la *Bibliothèque de la Paix* concourent au même but; qu'elles ne tendent manifestement qu'à éclairer et à instruire; qu'elles soient, en un mot, sous une forme ou sous une autre, des œuvres de bonne foi et des œuvres de paix.

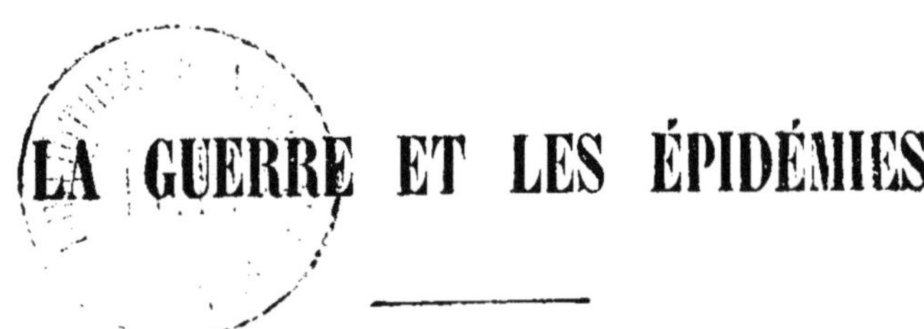

LA GUERRE ET LES ÉPIDÉMIES

AVANT-PROPOS

Les historiens, les poètes, les philosophes, en contemplant les conditions de la vie humaine, en suivant, à travers les âges du monde, la marche de la civilisation, ont souvent fait entendre d'éloquentes plaintes contre la guerre, et versé des larmes bien amères sur les maux qu'elle traîne avec elle. Ils ont déploré l'ambition fatale et les haines aveugles qui arment les peuples les uns contre les autres, et tracé des résultats de leurs divisions les plus affreux, comme les plus vrais tableaux : le pillage, la ruine, l'incendie des plus florissantes cités, la profanation des édifices religieux, l'anéantissement du commerce et de la marine, la dissolution des liens sacrés du sang et de l'amitié, le désordre matériel et moral, en un mot, résultat fatal de ces luttes terribles, qui semblent soufflées parmi les hommes par un Dieu ennemi et vengeur ;

tels sont quelques-uns des traits sur lesquels s'est arrêtée trop souvent leur pensée attristée !

Les économistes, à un autre point de vue, ont calculé les pertes causées par la destruction de tant de bras utiles au travail, les dépenses énormes et improductives de l'armement, de l'équipement et de la subsistance de tant de milliers d'hommes arrachés aux occupations paisibles et lancés les uns contre les autres avec une sauvage fureur; les dettes contractées pour de si longues périodes, et les générations à venir grevées de lourds impôts afin de payer les sanglantes folies de leurs devanciers.

Quelles tristes réflexions ! quelles sombres images ! quelle matière aux pensées des hommes de paix et de raison !

Le point de vue est si vaste, si complexe, qu'il semble embrasser tout ce que l'esprit humain peut découvrir sur les tristes conséquences de la fureur militaire; et, cependant, quand on a considéré l'histoire des luttes de l'humanité sous des aspects si variés et si navrants, on n'a pas encore aperçu toutes les conséquences de cette funeste manie, ni sondé toute l'étendue des maux qu'elle entraîne.

C'est par mille côtés que la guerre frappe l'humanité, et souvent les plus terribles de ses coups sont les moins apparents. Là où l'on croyait n'avoir affaire qu'à des influences fatales, à des accidents irrémédiables, à des maux que la sagesse humaine est impuissante à prévoir, on est tristement étonné, quand on examine de plus près les choses, de ne trouver souvent que le résultat de fautes et d'erreurs volontaires. Là où l'on accusait la nature, c'est la guerre qui est coupable.

On est surpris quelquefois, en parcourant les récits de l'histoire, de rencontrer à chaque page une sombre succession de misères inouïes : pestes, famines, dépopulations, émigrations forcées. La plupart de ces calamités, qui si souvent ont décimé le monde, sont le funeste cortége de la guerre ; elles en dérivent nécessairement; et celles qui n'en viennent pas directement, seraient assurément ou évitées ou diminuées, si, au lieu de consacrer à se nuire leurs forces et leurs ressources, les nations les employaient en commun à étudier et à combattre les causes naturelles d'insalubrité, d'infertilité ou de dévastation.

Ces pensées nous venaient à l'esprit en lisant une suite de mémoires consciencieux et pleins de faits publiés par MM. les docteurs Félix Maréchal et Jules Didion sur les *maladies endémiques, épidémiques et contagieuses qui ont régné à Metz et dans le pays Messin, depuis les temps les plus reculés jusqu'à nos jours.*

Ce livre, publié d'après le programme *de la Société des Sciences médicales de la Moselle*, a été composé en dehors de toute préoccupation autre que celle de l'hygiène publique ; il n'a point été fait pour servir d'argument à une théorie morale ou économique. Il n'en a que plus de poids, et nous ne croyons pouvoir mieux faire que de reproduire sans modifications les passages dans lesquels les savants auteurs ont été amenés par la force des choses à metre la guerre en cause et à porter à son compte les fléaux qu'ils étudiaient : aucune dissertation ne peut avoir cette éloquence des faits.

Pour comprendre toute la portée de ces récits, on voudra bien se rappeler :

1° Qu'il n'est ici question que d'une région peu étendue, et que pour avoir l'idée exacte des maladies dont la guerre a doté le monde, il faudrait généraliser le tableau ;

2° Que dans l'étude à laquelle nous empruntons les citations concluantes qu'on va lire, il y a d'importantes lacunes occasionnées par la rareté des témoignages ou par la perte des documents [1] ;

3° Enfin, que nous n'avons pas tout cité, et qu'il est tel côté des misères humaines à sa place dans

[1] « En 1540, disent les auteurs, la foudre, en tombant sur le parvis de la cathédrale, détruisit l'arche où les magistrats faisaient déposer les originaux des *atours* ou ordonnances du gouvernement de la cité. Ce sinistre explique la pénurie de documents antérieurs au XIIe siècle et comment les pièces manuscrites des XIIIe et XIVe siècles, sur lesquelles on voit encore les traces de l'incendie, présentent des lacunes considérables. »

un livre de médecine, sur lequel nous n'avons pu songer à nous arrêter dans une publication destinée à devenir populaire.

Même avec ces restrictions, la preuve nous paraît accablante ; surtout si l'on veut bien songer que, là où la guerre n'a pu être prise sur le fait par les savants docteurs, son influence, pour avoir été lointaine, n'en a pas moins été réelle ; c'est d'elle, en effet, le plus souvent, que sont venues la pauvreté et la faiblesse, qui ont prédisposé les populations aux atteintes des maladies résultant des influences même purement climatériques.

Par toutes ces considérations nous nous croyons, sans prévention aucune, en droit de porter au passif de la guerre la majeure partie au moins de la mortalité accidentelle du genre humain, depuis les temps historiques.

Ce n'est pas d'aujourd'hui, du reste, que cette fatale liaison de la faim, de la maladie et de la guerre est apparue plus ou moins clairement à l'esprit des hommes qui pensent. On lit, depuis des siècles déjà, sur la façade de la *maison du Roi* à Bruxelles, cette inscription significative :

« A PESTE, FAME ET BELLO LIBERA NOS,
MARIA PACIS. »

Pour être tout à fait juste l'inscription devrait,

croyons-nous, intervertir les termes, et placer la guerre au premier rang ; car c'est la guerre qui est la source empoisonnée d'où découlent les autres fléaux : *la peste et la famine*, on l'a dit avec raison, *ne sont, la plupart du temps, que ses « lugubres suivantes.* »

C'est du moins notre conviction depuis longtemps ; c'est aussi, nous l'espérons, celle que recueilleront de ces pages tous les lecteurs impartiaux ; après les avoir méditées, nous ne doutons pas qu'ils ne soient prêts à redire énergiquement avec nous, en retournant la devise belge :

A BAS LA GUERRE, LA FAMINE ET LA PESTE !

Puisse ce cri, avant peu, devenir celui de l'humanité entière !

Ceci dit, nous laissons la parole à MM. les docteurs Messins, et nous la leur laissons sans commentaires. Nous ne chercherons pas même, en classant les citations, à leur donner une disposition plus en rapport avec la pensée qui nous guide. Tels nous avons rencontré, chemin faisant, les passages dans lesquels se montre la funeste influence de la guerre, tels nous les présentons à notre tour, bien certain qu'aucun art ne peut valoir cet apparent désordre et ces répétitions incessantes.

INTRODUCTION [1]

Il était évident, même pour ceux qui ne connaissent que très-superficiellement l'histoire du moyen-âge, qu'à *une époque où les guerres d'invasion, la famine et la peste marchaient si souvent de compagnie*, Metz et son territoire n'avaient pu avoir l'heureux privilége d'échapper aux perturbations sociales et aux calamités publiques qui désolèrent alors une grande partie de l'Europe occidentale.

Ceux qui ne reculeront point devant la lecture de ce nécrologe, en tireront nécessairement cette con-

[1] Les divisions indiquées par nous sont celles du texte dans lequel nous puisons.

clusion : que *la moralisation, l'instruction et le bien-être physique des populations sont les seuls éléments capables de former un cordon sanitaire assez fort et assez puissant, pour arrêter sinon la marche des épidémies, au moins pour en diminuer considérablement les ravages.*

CHAPITRE PREMIER

MALADIES PESTILENTIELLES DES VIe ET Xe SIÈCLES

---

586. Dyssenterie épidémique

Grégoire de Tours rapporte : « Que sous le règne
» de Childebert II, roi d'Austrasie (580), il se mani-
» festa, dans toutes les Gaules, une dyssenterie des
» plus terribles, avec céphalalgie, fièvres et dou-
» leurs de reins. Les matières vomies étaient ver-
» dâtres ou couleur de safran, des pustules rouges
» se montraient sur différentes parties du corps.
» Le bas peuple croyait à un empoisonnement, et
» comme quelquefois les antidotes réussissaient,
» cette circonstance semblait confirmer son opi-
» nion. »

Cette épidémie semble avoir été la conséquence de désastres physiques non moins redoutables qu'elle. Grégoire de Tours, Frédégaire le scholastique, le moine Aimoin, et l'évêque Marius parlent assez longuement des tempêtes, des tremblements de terre, des pluies continuelles et des inondations qui la précédèrent. Quant à ses ravages, on concevra sans peine qu'ils durent être considérables *chez des hordes barbares et des populations épuisées par des guerres continuelles et les querelles sanglantes de Brunechilde et de Frédégonde.*

Dans le xe siècle la *peste fut par trois fois la compagne de la guerre et de la famine.*

923-927-953. Pestes

En 923, Metz, après une longue résistance, ayant été obligée d'ouvrir ses portes à Henri l'Oiseleur, *la ville et le pays furent ruinés par les invasions* des Normands et des Hongrois, et *la peste vint mettre le comble à tant de maux.* Quatre ans après, c'est-à-dire en 927, Wigeric, son quarante-quatrième évêque, mourut après dix ans d'un épiscopat semé de troubles, de désolation, et dans un temps où la peste, au rapport des chroniqueurs, y faisait d'étranges ravages ainsi que dans toutes les provinces de la France et de la Germanie.

Enfin en 953, Conrad, gendre d'Othon-le-Grand, roi de Germanie, s'étant jeté dans Metz, *livra la ville au pillage* et à toute la férocité d'une troupe de Hongrois qu'il traînait à sa suite. S'il faut en croire les mémoires de Praillon, *la peste horrible, qui fut la conséquence de ce désastre*, enleva dans la ville seule plus de dix mille personnes.

La fièvre italienne fut rapportée par l'armée de Karl-le-Grand à son retour d'Italie.

Quant aux trois pestes qui, dans le xe siècle, affligèrent Metz, *elles furent comme on l'a vu, la suite de siéges et de guerres d'invasion.*

—

CHAPITRE II

MALADIES ENDÉMIQUES ET ÉPIDÉMIQUES DES XIe ET XIIe SIÈCLES

—

1007-1049. Peste ardente

En 1007, l'empereur Henri vint, à la tête d'une armée d'Esclavons, porter la guerre dans le Pays-Messin. *Cette guerre*, suscitée par les querelles de deux évêques qui se disputaient le siége épiscopal de Metz, *fut la cause des plus grands malheurs*. Les villes, les bourgs et les villages autour de Metz, furent réduits en cendres, *la famine se déclara, et la peste ardente fut la suite de ces désastres.*

Quarante-deux ans après, c'est-à-dire en 1049, cette maladie reparut après une famine générale, causée par des pluies continuelles ; en très-peu de temps elle fit un nombre considérable de victimes.

1089-1090-1128-1130-1180-1186-1198. Feu sacré

Pour la peste de 1089, nous ne pouvons mieux faire que de rapporter ce qu'en dit Sigebert de Gemblour, écolâtre de Saint-Vincent de Metz. Le récit de Sigebert est d'autant plus digne d'intérêt et de confiance, que cet historien fut témoin des tristes événements qu'il raconte.

« La peste fait, dit-il, cette année de grands ra-
» vages surtout dans la partie occidentale de la
» Lorraine, où beaucoup de gens sont intérieure-
» ment consumés par le *feu sacré ;* ils tombent en
» pourriture ; leurs membres deviennent noirs
» comme des charbons ; ils meurent misérablement,
» ou bien ils ont le malheur, plus grand encore, de
» vivre après avoir perdu les pieds et les mains,
» par un effet de la gangrène qui détache ces
» parties ; enfin il y en a beaucoup qui sont cruel-
» lement torturés par une contraction de nerfs. »

« En l'an 1090, fut grande famine par tout le pays
» de Lorraine par la stérilité des terres qui
» n'avaient rapporté, puis survint un air corrompu
» par tout le dict pays, qui engendra une maladie

» nommée *le feu sacré*, par lequel jambes et autres
» membres des personnes estaient enflammez, de
» sorte qu'ils se corrompoient et dessèchoient
» comme noirs charbons. Brief ce mal tormentoit
» tellement ceulx qui en estoient entachez, que les
» uns mouroient misérablement, les autres se foi-
» soient par couammetz [1] couper les membres
» atteichez par ce mal, et les autres estoient con-
» trefaicts par retraicte et contraction de nerfz,
» vivants en tourmens et langueurs le surplus de
» leur vie misérable. »

« Les malades mouraient après des douleurs
» longues et atroces; le mal attaquait les mains, les
» pieds ou le visage, il était caractérisé par des hor-
» ripilations suivies de chaleur, délire, prostration
» des forces, douleurs véhémentes à la tête et aux
» reins, les glandes axillaires et inguinales se dur-
» cissaient et il s'y formait des dépôts, la gangrène
» attaquait souvent les extrémités. »

Il ne faut point interroger les chroniqueurs du moyen-âge sur les causes qui ont pu donner naissance à d'aussi terribles maladies. A cette époque d'ignorance et de superstition, on ne pouvait leur reconnaître qu'une origine surnaturelle.

Il n'est certainement pas besoin de chercher à la peste ardente une origine, je ne dirai pas surnaturelle, mais étrangère, quand on trouve réunies

[1] Chirurgiens.

pendant les Xe, XIe et XIIe siècles, toutes les causes capables de donner naissance à des maladies pestilentielles. *Cette période ne fut qu'une longue anarchie féodale;* plusieurs papes élus par des factions opposées, se disputaient la tiare, entraînèrent les princes dans leurs querelles et suscitèrent *des guerres interminables ; les seigneurs révoltés* contre leurs suzerains *écrasèrent leurs vassaux; les Normands poussèrent leurs excursions jusqu'au milieu de la France. Dans ce désordre les relations commerciales devinrent impossibles* et *la culture des champs fut abandonnée.* A cette dissolution sociale vinrent se joindre des désastres physiques non moins terribles; des orages violents, des pluies, des inondations extraordinaires détruisirent souvent les moissons ou altérèrent profondément les grains.

« Il se trouva, dit Mézeray, plusieurs personnes » qui déterraient les corps pour les manger, qui » allaient à la chasse des petits enfants, qui se » tenaient au coin des bois comme des bêtes carnassières, pour dévorer les passants. Il y eut » même un homme qui, possédé de la convoitise du » gain, étala de la chair humaine dans la ville de » Tournus; mais il expia ce détestable forfait dans » les flammes. Cette extrême disette de blé procédait de pluies froides et continuelles qui détrempaient la terre et la refroidissaient de telle sorte, » que les grains ne pouvaient germer, ou mouraient » tout aussitôt qu'ils étaient germés. »

D'après ce passage de Mézeray, on ne peut douter qu'en France *la famine et le désordre ne fussent à leur comble ; la situation des autres pays n'était pas plus prospère.* La relation suivante que l'on trouve dans l'histoire de Metz fait bien voir dans quelle affreuse misère étaient tombés les habitants de Metz et des campagnes *après la guerre de l'empereur Henri et les pillages des Esclavons.* Les maux qui suivirent cette guerre furent portés si loin que l'abbé Constantin, auteur contemporain, ne craint point de dire que la vie était devenue à charge, parce qu'on ôtait à chacun le nécessaire et jusqu'aux moyens de se le procurer.

« On voudrait bien, ajoute-t-il, s'enfuir ; mais comme l'on manque de tout, on n'ose entreprendre le voyage ; les villes sont entièrement dépeuplées, les bourgs et les villages réduits en cendres ; *le fer, le feu, la famine, la peste ont tout ravagé ;* plusieurs même d'entre les nobles sont réduits à l'indigence, les vignes sont arrachées, les arbres coupés, les monastères dépeuplés, prêts à être totalement abandonnés et réduits en affreux déserts. » En un mot la *dévastation fut telle,* que Dithmar, autre écrivain du même siècle, assure avoir vu une lettre *écrite quelque temps après cette guerre,* dans laquelle il était dit que *huit cents familles de serfs,* dépendantes de l'Eglise de Saint-Etienne, accablées de misère et poussées par la faim, *avaient abandonné* le pays à l'insu de leurs maîtres, sans compter plusieurs autres qui l'avaient quitté de leur consentement, Cet état déplorable du Pays-Messin se prolongea jusqu'en 1012.

En peu de temps on compta en France, en Allemagne et en Espagne un grand nombre de maladreries sous l'invocation de saint Antoine.

On lit dans Rabelais et dans la satire Ménippée qu'on teignait en rouge, ou couleur de feu, les portes de ces maisons hospitalières; et qu'aux murs des chapelles on ne voyait que membres noircis et desséchés.

—

CHAPITRE III

MALADIES ENDÉMIQUES DU XIIIe SIÈCLE

—

Lèpre endémique

« La lèpre est aussi incurable qu'elle l'était au
» moyen-âge, qu'elle l'était du temps de Moïse.
» Quels progrès a fait la thérapeutique de la peste
» depuis Thucydide ? Que ferions-nous aujourd'hui,
» contre le choléra, de plus satisfaisant si une troi-
» sième invasion venait nous surprendre ? »

« Il en faut conclure que c'est moins vers une
» thérapeutique infidèle et décevante qu'il faut diri-
» ger les efforts de la science moderne, que vers la
» prophylaxie des grands fléaux épidémiques. *On*

» *peut les prévenir, on ne peut pas les guérir.* Ce qui » revient à dire que *c'est l'hygiène publique qu'il* » *s'agit surtout d'étendre, de propager, d'améliorer* » sans cesse; *l'hygiène publique qui contient virtuelle-* » *ment et en puissance toutes les améliorations sociales* » *dont le désir trouble et tourmente à cette heure les* » *sociétés modernes*[1]. »

CHAPITRE IV

MALADIES PESTILENTIELLES ET ENDÉMIQUES DU XIVe SIÈCLE

On a pu voir, dans un des chapitres précédents, comment d'*horribles famines*, en contraignant les hommes à se nourrir d'herbes, de reptiles, d'animaux de toutes sortes, *engendrèrent ces endémies gangréneuses*, dont l'ergotisme de Sologne et la raphanie de Suède ne furent, cinq siècles plus tard, qu'un bien pâle reflet, et comment aussi ces affections morbides qui couvaient incessamment au sein des populations, prirent parfois le caractère épidémique dans des proportions si formidables, que sous l'impression de la terreur générale, on discuta, dans un Concile, *sur les moyens d'empêcher la population d'être entièrement détruite et le pays réduit en désert.*

[1] *Union médicale*, t. V, p. 241.

Nous allons encore trouver, dès les premières années du XIVe siècle, des maladies populaires nombreuses et variées qui, incontestablement, durent leur origine et leur développement extraordinaire *à une alimentation insuffisante et de mauvaise nature.*

1363. Maladie contagieuse.

Le pape ayant ordonné une croisade contre les compagnies blanches qui désolaient le midi de la France et l'Italie, *plusieurs bandes de Bretons*, sous le commandement d'Armand de Cervoles, surnommé l'Archiprêtre, *se jetèrent sur la Lorraine et le Pays-Messin.* En 1363, ces brigands saccagèrent plusieurs villages, entr'autres Jouy-aux-Arches, Corny, la grande léproserie de Saint-Ladre, et campèrent pendant quelque temps sur le mont Saint-Quentin. *Cette invasion fut suivie d'une maladie contagieuse qui causa une grande mortalité dans tout le pays.* Quelle fut la nature de cette affection ? probablement un typhus ; toutefois nous devons dire que le narrateur n'indique aucun de ses symptômes, et se borne à noter *qu'en la cité molurent plusieurs seigneurs et dames et moult d'autres gens.*

—

CHAPITRE V

MALADIES ÉPIDÉMIQUES ET CONTAGIEUSES DU XVe SIÈCLE

—

Le nombre considérable et la grande variété de

maladies épidémiques qui, comparativement aux époques antérieures, apparurent dans le courant du xve siècle, ne laissent point que de causer un certain étonnement ; on serait presque disposé à se demander si la civilisation avait fait un pas rétrograde ou si l'humanité, par la succession et l'enchaînement de circonstances plus ou moins désastreuses, était arrivée à une situation plus déplorable que celle où elle se trouvait précédemment. Il ne faudrait point, cependant, qu'on se hâtat d'admettre l'une ou l'autre de ces suppositions. — La marche du progrès social n'avait point été ralentie et encore moins arrêtée ; et si ce siècle était destiné à de grandes perturbations politiques et à d'excessives misères, le nombre et la gravité des unes et des autres furent *plutôt au-dessous qu'au-dessus de la somme des calamités de tous genres qui se présentèrent dans des temps plus reculés*. Un examen superficiel suffit pour faire reconnaître immédiatement que la disproportion dont il s'agit, est plus apparente que réelle, et qu'on ne doit l'attribuer qu'à une seule cause bien facile à saisir, la pénurie de renseignements positifs et circonstanciés ; et cette pénurie se fait sentir à chaque instant dans les écrivains du moyen-âge, non-seulement en ce qui concerne les faits spéciaux qui font l'objet de cette chronologie médicale, mais encore à l'égard d'événements historiques de plus d'un genre.

1489. Petite-vérole.

Les monuments de l'antiquité, tels que statues, fresques, tableaux, médailles et effigies de tous genres, ne donnant aucun indice d'une maladie qui laisse presque toujours des traces indélébiles de son passage, on a dû nécessairement conclure d'un fait aussi significatif que la petite-vérole avait été inconnue aux Grecs et aux Romains. Ne doit-on pas penser également que ces premiers maîtres de l'art, si exacts dans leurs descriptions des maladies, n'eussent point manqué, comme le font judicieusement observer Lister, Mead et d'autres nosographes, de parler de cette affection s'ils l'avaient connue ; ils auraient su la dépeindre et en décrire les symptômes aussi bien qu'Aaron Abaroun, Rhasès et d'autres médecins arabes.

Bien que quelques écrivains, par une interprétation forcée du mot *variolis*, aient cru reconnaître la petite-vérole dans l'exanthème qui compliqua la dyssenterie épidémique de 570, mentionnée par Marius, évêque d'Avranches, dans sa chronique, l'opinion la plus généralement admise est que cette maladie contagieuse, originaire de l'Ethiopie, se montra pour la première fois en Arabie, vers la fin du sixième siècle, à peu près à l'époque de la naissance de Mahomet ; qu'*un peu plus tard elle fut portée en Egypte, lors de la conquête de ce pays par le calife Omar ;* qu'*au huitième siècle, elle se répandit en Espagne, en Sicile, à Naples, dans les provinces méridionales de la France, partout enfin où les Sarrasins portèrent leurs armées victorieuses.*

Dans le nord, où sa marche fut beaucoup plus lente, *on attribua l'importation de cette nouvelle maladie au retour des expéditions de la Terre-Sainte.*

L'étude géographique des invasions successives de la variole en Afrique, en Asie, en Europe, démontre de la manière la plus incontestable qu'en tous lieux la contagion fut son mode ordinaire de transmission. *Elle ne s'est répandue qu'autant que les nations elles-mêmes se sont répandues ; elle a marché à la suite des caravanes, des expéditions guerrières, des émigrations*, et tous les historiens, d'un commun accord, reconnaissent que les Espagnols la portèrent à Saint-Domingue, au Mexique ; les Anglais, dans l'Amérique septentrionale; et que les peuples séparés du commerce des autres nations par de vastes mers, des chaînes de montagnes infranchissables ou des déserts inabordables, n'en furent attaqués que les derniers.

1490. Typhus

La *guerre acharnée* qui eut lieu au commencement de l'année 1490, entre René, duc de Lorraine, et les Messins, *fut la cause d'atrocités inouïes et de la ruine complète d'un grand nombre de bourgs et de villages*, qui furent successivement pris, repris, saccagés et brûlés. Au sein de malheureuses

3.

populations, sans abri et livrées à la plus extrême misère, *devait naturellement naître le typhus*. Il s'y manifesta en effet; et bien que la paix ou plutôt une trêve eût été conclue entre les parties belligérantes, le 18 juin, la maladie prit une grande intensité, *gagna d'abord les lieux voisins des premiers foyers d'infection, puis atteignit la ville* où elle fit invasion au mois d'août. Les progrès de cette épidémie contagieuse furent secondés par une chaleur accablante, qui, depuis trois mois, se soutenait et avait occasionné un grand nombre de morts subites et de maladies graves, considérées avec raison comme les signes précurseurs d'un plus grand désastre.

Il fut impossible cette année (1490), de tenir les plaids annaulx, les Treize ayant presque tous quitté la ville; *les écoles de la cathédrale et de Saint-Sauveur furent fermées* jusqu'après la Toussaint.

Malgré la défense sévère qui interdisait toute relation avec les gens de Metz, le typhus étendit ses ravages dans toute la Lorraine et le pays de Bar, et se montra dans ces deux provinces beaucoup plus meurtrier.

1493. Peste.

On doit au docteur Jourdan d'intéressantes recherches sur la peste de 1493. Ce médecin érudit, interprétant avec sagacité plusieurs écrivains du moyen-âge, n'hésite point à en attribuer l'origine à *l'expulsion d'Espagne des Marranes ou juifs clandestins.*

L'histoire nous apprend, que dans l'année 1492, *Ferdinand-le-Catholique exila de son royaume une quantité considérable de Juifs,* que Fabricius évalue à cent vingt-quatre mille familles, et Mariana à cent soixante-dix mille. Il les força de sortir brusquement d'Espagne, ne leur permettant pas d'emporter les richesses qu'ils avaient amassées, et les fit transporter par ses galères en France, en Italie, en Grèce et surtout en Afrique. Ces malheureux, dépouillés de tout, exposés à de grandes fatigues, plongés dans la misère et dans la malpropreté qui en est la suite, en proie au scorbut, à la lèpre et à une foule d'autres maladies cutanées, virent se développer parmi eux une affection formidable, qui les moissonna par milliers. *Toutes les côtes où abordèrent les transports furent d'abord infectées par le typhus marranique, qui gagna ensuite des provinces fort éloignées,* en vertu de sa nature contagieuse et épidémique, ainsi que par le déplacement et l'émigration de tant de familles qui se répandirent en peu de temps dans tous les pays.

1499. Peste.

Les recherches que nous avons entreprises ayant beaucoup moins pour but de satisfaire une stérile curiosité d'antiquaire que de tirer du rapprochement des faits quelque enseignement dont l'hygiène publique pût faire un jour son profit, nous établirons à la fin et comme complément de cette chronologie, une classification des maladies épidémiques, en distinguant celles qui furent l'effet d'une cause générale inconnue, de celles qui coïncidèrent avec des perturbations atmosphériques, ou *qui ne durent leur origine qu'à des causes locales et parfois même à des commotions sociales,* etc.

En attendant, nous ferons remarquer que, *si la dépopulation fut effroyable dans certaines années du siècle que nous venons d'explorer* (*XV*e), *il faut faire la part des événements politiques et ne point oublier que la cité Messine, exposée à la convoitise de trois puissances voisines, l'Empire germanique, la France et le duché de Lorraine, ne fut que trop souvent, dans cette courte période, obligée de repousser par les armes d'injustes prétentions. Et ne suffit-il pas d'évoquer quelques souvenirs historiques, pour la montrer se débattant, à chaque instant,* DANS CE CERCLE MEURTRIER, OU LA GUERRE MÈNE A LA FAMINE, LA FAMINE A LA PESTE, ET CELLE-CI RAMENANT LA FAMINE A SON TOUR?

—

CHAPITRE VI

SUITE DES MALADIES ÉPIDÉMIQUES ET CONTAGIEUSES DU XVe SIÈCLE

—

Vers la fin de 1494 ou dès le commencement de

l'année suivante, au moment où le roi de France, Charles VIII, faisait la conquête du royaume de Naples, une maladie nouvelle se développa tout-à-coup au milieu des armées belligérantes, frappant indistinctement dans l'un ou l'autre des deux camps.

—

CHAPITRE VII

MALADIES ÉPIDÉMIQUES ET CONTAGIEUSES DU XVIe SIÈCLE

—

1507-1508. Peste.

Les historiens de Lorraine parlent d'une *grande famine* arrivée sous le duc René II, en 1501 et 1502, et qui fut *suivie de la peste* « *comme la fille suit sa mère.* » Elle avait été précédée par des pluies excessives qui durèrent tout l'hiver, depuis le commencement du mois d'octobre jusqu'à la fin de mars, et qui engendrèrent partout la stérilité et la famine.

1517-1518. Fièvres épidémiques.

L'année 1516 pendant laquelle, dit la chronique, on avait « *été persécuté de guerre, de famine et de mortalité,* » fut suivie de deux années extrêmement calamiteuses et marquées, indépendamment d'autres circonstances affligeantes, par des maladies tellement graves que les contemporains leur attribuent un caractère pestilentiel.

La ville (de Metz) et ses faubourgs étaient encombrés d'une foule de paysans qui avec leurs serviteurs et leurs bestiaux étaient venus chercher un refuge contre « *les brigans de bois, et tondeurs de hault chemin,* » principalement contre les bandes redoutables de ce Franz de Sickingen, que nos chroniques désignent sous le nom de Francisque.

1529. Suette anglaise ou peste britannique.

Cette épidémie, d'apparence pestilentielle, dut sa dénomination à la sueur excessive qui était le symptôme le plus apparent de la maladie et à son lieu d'origine. C'est en Angleterre en effet qu'elle apparut pour la première fois, *lorsqu'en 1483, Henri VII débarqua avec son armée dans la principauté de Galles, d'où elle s'étendit jusqu'à la ville de Londres, où elle exerça d'épouvantables ravages depuis le 21 septembre jusqu'à la fin d'octobre.* La suette qui sévit si cruellement dans cette capitale pendant les étés des années 1485, 1506, 1517, était une affection si violente dans ses effets, si rapide dans sa marche, qu'elle emportait ordinairement les malades en cinq ou six heures, quelques-uns en moins de trois heures; ceux qui résistaient vingt-quatre heures avaient des chances de guérison. La maladie ne semblait épargner personne, et dans plusieurs grandes villes d'Angleterre *près de la moitié des habitants fut victime de ses atteintes.* Jean Kaye de Norwick, dit Caius, sous les yeux duquel cette terrible épidémie a exercé toutes ses fureurs, et qui mérite toute confiance pour la sagacité avec laquelle il l'a observée, expose que ce mal étrange se déclarait tout à coup, sans prodrômes, par un refroidissement des pieds et des mains ; à ces premiers symptômes succédait une sueur continue, excessive et d'une odeur très-fétide, un abattement considérable, de l'agitation, des convulsions générales ou localisées parfois dans les pieds et les mains.

La nation anglaise ne devait pas seule être frappée de la suette. *En 1529, après une nouvelle invasion en Angleterre, cette maladie envahit une partie de l'Europe,* désola les Pays-Bas, la France et l'Allemagne où elle mit fin à la fameuse conférence de Marbourg, provoquée par Luther et Zwingle au sujet d'innovations et de changements que ces réformateurs voulaient introduire dans la religion catholique et les coutumes de l'Église romaine. Une maladie dont les atteintes étaient si rapidement mortelles que « ceux-là mêmes qui avaient diné avec le plus d'appétit, mouraient souvent avant le souper ; » inspirait un véritable effroi ; à chacun de ses retours épidémiques, les conditions morales des populations étant chaque fois plus fâcheuses, la mortalité devint plus épouvantable encore, la propagation du mal d'autant plus facile que la terreur était plus générale et plus invincible.

Nous n'avons découvert aucun document pouvant nous donner même approximativement le chiffre de la mortalité occasionnée par cette épidémie.

1545. Maladies vermineuses

Le Pays-Messin éprouva de grandes calamités en 1544 et 1545. Outre le *passage de l'armée de-Charles-Quint*, qui traversa Metz pour se rendre au siége de Saint-Dizier, outre les subsides que les *commissaires de l'empereur levèrent* de tous côtés et qui *ruinèrent les habitants*, il y eut au commencement de l'année 1545 une si grande disette, que les gens des campagnes commencèrent à languir, *réduits à ne vivre que de racines, d'herbes et de fruits, ce qui causa un grand nombre de maladies.* Pour comble de malheur, Charles-Quint renvoya bientôt dans nos contrées *un gros corps de troupes espagnoles qui achevèrent de tout perdre.* La misère extrême qui désolait le pays était due *plus encore à l'état de guerre qui semblait devenir permanent*, qu'à des intempéries de l'atmosphère; elle s'étendit au loin, et envahit plusieurs provinces de la France où la famine faisait chaque jour de grands ravages.

1552. Typhus. Dyssenterie. Scorbut.

Le siége que Metz eut à soutenir en 1552, dans les mois de novembre et de décembre, contre la formidable armée que Charles-Quint commandait en personne, est sans contredit un des faits les plus considérables de l'histoire de cette ville, car il eut pour conséquences immédiates un changement dans sa constitution politique et sa réunion définitive à la France.

L'armée de l'Empereur, que les évaluations les plus modérées portent à quatre-vingt mille hommes de troupes allemandes, espagnoles et italiennes, sans parler d'une multitude de pionniers, de goujats ou valets de soldats, de vivandières, qui suivaient, selon l'usage, les gens de guerre, *était à la fin de décembre réduite déjà au moins d'un tiers par la désertion, les blessures, mais surtout par les maladies.*

Suit la description.....

Dans cet ensemble de phénomènes ataxo-adynamiques que nos prédécesseurs nommaient symptômes putrides et malins, *qui pourrait méconnaître le typhus et la dyssenterie, sa compagne,* C'EST-A-DIRE CETTE FUNESTE FIÈVRE DES CAMPS, *dont l'histoire et la médecine ont fait si souvent mention?* QUI POURRAIT RAPPELER LES ARMÉES QU'ELLE A DISPERSÉES OU DÉTRUITES, LES VILLES ASSIÉGÉES QU'ELLE A FORCÉES A CAPITULER? Aussi Langius avait-il raison de dire aux médecins de son temps, qui discutaient de l'origine plus ou moins récente de la maladie, *que la fièvre des camps, loin d'être une affection nouvelle, avait fait périr plus de soldats, dans quelques-unes des armées romaines, que le fer de l'ennemi.*

Il faut reconnaitre que l'armée impériale se trouva devant Metz dans les circonstances les plus propres à engendrer le typhus; le nombre considérable des troupes, l'encombrement des tentes et des abris qui les protégeaient, l'humidité extrême, enfin, le manque de vivres favorisèrent, autant que possible, son développement et sa propagation.

Le froid, en s'opposant à la dispersion et à l'isolement des malades, devint une source nouvelle de contagion, alors qu'il eût dû en arrêter l'expansion. Les plaies des blessés, qui étaient logés dans des abbayes abandonnées ou bâtiments en ruines, devinrent gangréneuses, et *la maladie prit un développement effroyable.* Plus de deux cents soldats mourant chaque jour sous les baraques fangeuses, la désertion ne connut plus de bornes dans cette armée démoralisée. *Dix mille hommes périrent du typhus*, et on fit la remarque qu'il exerça surtout ses ravages sur les bandes italiennes et espagnoles; ces hommes du midi ne pouvant, aussi bien que les lansquenets et les autres troupes allemandes, supporter la rigueur du climat. Les médecins étrangers qui nous ont laissé une esquisse de ce triste tableau, déplorent tous l'inefficacité des médications employées, en même temps qu'ils signalent le manque de vin et la mauvaise qualité des vivres.

Quant à l'état sanitaire de la ville, il était loin d'être satisfaisant. Sa garnison, par ses fréquentes sorties, ne laissait aucun repos aux assiégeants ; mais le nombre des blessés ne faisant qu'augmenter à la suite de chacun de ces brillants faits d'armes, *la mortalité ne tarda pas à prendre des proportions telles, que les esprits s'en émurent;* de sourdes rumeurs commencèrent à circuler ; et l'inquiétude grandissant chaque jour, *on en vint à accuser les chirurgiens, d'employer dans leurs pansements des drogues empoisonnées.*

Il n'est que trop vrai que leurs soins étaient rarement couronnés de succès ; les blessures présentaient généralement ce mauvais aspect désigné sous le nom de pourriture d'hôpital; ou bien, au lieu de se cicatriser, se terminaient par la gangrène, malgré l'emploi des topiques, des baumes les plus réputés; le fameux onguent vert inventé, quelques années auparavant, par le célèbre Henri-Corneille-Agrippa, et d'un usage si populaire dans la contrée, était sans efficacité.

Dès son arrivée dans la place où il avait été assez heureux pour pénétrer, malgré la vigilance de l'ennemi, Ambroise Paré visita immédiatement les officiers blessés et les soldats qui étaient en assez grand nombre dans les hôpitaux. *La gravité des blessures, le mauvais état des plaies, ne trompèrent pas le coup d'œil exercé de ce grand praticien qui, déjà tant de fois, avait assisté à des siéges, à des batailles;* il s'empressa de déclarer que *le poison était étranger à ces complications, et que, seuls,* « *les grands coups de coutelas et d'arquebuttes et l'extrême froid en estoient cause.* » On peut admettre, toutefois, que indépendamment de la nature des blessures et de l'intensité du froid, une cause épidémique manifestait aussi son influence et empêchait la cicatrisation des plaies, puisque, *aux trois camps de l'empe-*

reur, suivant un témoin oculaire, « *la mortalité était merveilleusement échauffée.* »

Quant aux sentinelles que l'on a trouvées mortes, debout, la lance à la main, semblables à des individus frappés de catalepsie, ce n'étaient que des malheureux que le froid avait saisis, engourdis et gelés. Des cas nombreux observés depuis pendant de rudes hivers, et surtout dans la désastreuse campagne de Russie, ne peuvent laisser subsister le moindre doute à cet égard.

L*e scorbut eut, comme la dyssenterie et le typhus, sa part de victimes.* C'est ce qui ressort du récit d'Ambroise Paré qui visita le camp de l'Empereur, et fut frappé de la misère du grand nombre de blessés et de moribonds qu'il y trouva, *abandonnés au milieu de plusieurs milliers de cadavres restés sans sépulture.* Un autre témoin, Carlois, secrétaire du maréchal de Vieilleville, en parle en ces termes : « Nous trouvions *des soldats par grands trouppeaux,* » de diverses nations, *malades à la mort,* qui estoient » *renversés sur la boue;* d'autres assis sur grosses » pierres, ayant *les jambes dans les fanges, gelées* » *jusqu'aux genoux, qu'ils ne pouraient ravoir, criant* » *miséricorde, et nous priant de les achever de tuer.* » En quoy M. de Guise exercea grandement sa » charité; car il en fist porter plus de soixante à » l'hospital pour les faire traicter et guérir; et, à » son exemple, les princes et seigneurs firent le

» semblable ; si bien qu'il en fust tiré plus de trois » cents de cette horrible misère. Mais à la pluspart » il fallait couper les jambes. »

Immédiatement après la levée du siége, qui eut lieu dans la nuit du 1er janvier 1553, *le typhus se manifesta dans la ville*, et nous ne saurions préciser exactement comment s'établit la contagion. Serait-ce au transport des blessés ennemis dans les hôpitaux, ou bien aux excursions des habitants dans les lieux mêmes où l'épidémie avait pris naissance, qu'il faudrait l'attribuer ? La question, sur ce point, reste insoluble. Dans la population, du reste, tout concourait à préparer l'invasion d'une épidémie ; une abondance extrême de vivres succédait à une alimentation des plus insuffisantes ; la transition était trop brusque pour produire autre chose que des excès.

Dans le nombre des causes prédisposantes, il faut encore tenir compte des alertes, des terreurs continuelles, ainsi que des fatigues excessives que les travaux de défense expliquent suffisamment ; soldats et citoyens, lieutenants et capitaines, seigneurs et princes portaient tous la hotte ; dames et demoiselles mêmes n'avaient pas reculé, quand il s'était agi d'aider au transport de sacs et de paniers de terre. Le danger croissant en proportion de la vigueur de l'attaque et des brèches faites au rempart, les Messins, on le sait, avaient résolu de dépaver toutes les rues, afin que les femmes, du haut des maisons, pussent en jeter les pierres à l'ennemi. Celles-ci devaient enfin, au moment suprême, pour éviter de tomber au pouvoir des vainqueurs, s'ensevelir sous les ruines de leurs maisons incendiées.

On comprend que des péripéties aussi cruelles aient ébranlé pour longtemps les organisations même les plus fortes.

L'encombrement aussi ne tarda pas à se reproduire dans la ville, quand ceux qui l'avaient quittée, soit par nécessité, soit par peur, commencèrent à y rentrer. Mais la joie du retour fut de courte durée et eut bientôt fait place à un profond désespoir, lorsque la plupart d'entre eux eurent, après quelques heures de séjour, acquis la certitude d'une ruine complète.

Les campagnes offraient un tableau non moins affligeant : de Pont-à-Mousson à Thionville, dans tout le val de Metz, on ne voyait que maisons, villages incendiés et ruinés; *les armées avaient enlevé ou consommé toutes les récoltes, et les malheureux habitants, sans nourriture, sans abri, ne pouvaient se défendre contre une épidémie meurtrière.*

De tout ce qui précède, nous sommes autorisés à conclure que *les trois entités morbides qui se manifestèrent pendant ou après le siége de Metz*, en 1552, furent la dyssenterie, le typhus et le scorbut.

1569. Peste hongroise.

Après l'invasion de la Hongrie par Soliman, il se manifesta dans l'armée autrichienne un typhus dont on doit une bonne relation à Sennert. Plusieurs auteurs appartenant à des pays divers l'ont aussi décrit sous le nom de « *Peste hongroise, Fièvre pétéchiale, Peste pannonienne,* » parce que, après la conclusion de la paix avec les Turcs, *les troupes licenciées portèrent la maladie dans plusieurs pays, et notamment en Allemagne, en Suisse, en Italie, en France.*

Le camp impérial, établi au milieu de nombreux marécages formés par les inondations du Danube et d'autres cours d'eau, était constamment enveloppé d'une atmosphère chaude et humide ; les soldats, nourris presqu'exclusivement de viandes ou de poissons difficiles à cuire, qu'ils mangeaient presque crus, firent un usage immodéré des fruits qui abondent dans ce fertile climat ; si l'on ajoute enfin que toutes ces troupes n'eurent pour principale boisson que des eaux stagnantes et limoneuses, *on comprendra facilement comment le typhus n'eut pas de peine à se développer* et à faire de nombreuses victimes.

(Suit la description des symptômes.)

Ce fut au moment où cette fièvre typhoïde faisait invasion à Metz que le roi Charles IX y fit son entrée en compagnie de la Reine son épouse. Ce prince, ayant envoyé le duc d'Aumale sur la frontière avec une armée de douze mille hommes, afin de s'opposer à l'entrée du secours que le duc de Deux-Ponts amenait en France aux Huguenots, arriva à Metz le 23 février, pour être à portée de donner ses ordres au duc d'Aumale, suivant les circonstances. Mais son séjour fut de courte durée ; et son départ eut lieu le 12 avril suivant, motivé, selon les uns, par le succès de la bataille de Jarnac, dont il reçut la nouvelle dans la nuit du 3 avril, ou selon les autres, *par les progrès de la maladie dans la ville.*

1575. Fièvre typhoïde.

Abraham Ortelius, médecin d'Anvers, mathématicien et géographe, et son compagnon de voyage Jean Vivianus, après avoir visité plusieurs provinces de France et de Belgique, expliquent à Gérard Mercator, dans la relation qu'ils adressèrent le 9 octobre 1575 à cet illustre géographe, qu'ils ont dû modifier l'itinéraire projeté, passer devant Metz, *où régnait une maladie contagieuse*, et que ce n'est qu'un peu plus tard qu'ils durent revenir vers cette cité, après avoir séjourné à Nancy, à Dieulouard et à Pont-à-Mousson.

Pour arriver à préciser la nature de la maladie pestilentielle, dont il est fait ici mention, il faut remonter nécessairement à deux sources qui éclairent bientôt la question.

Nos annalistes, en effet, sont tous d'accord pour

établir que les années 1573, 1574, 1575, 1577 et même 1578, furent toutes extrêmement calamiteuses. *La misère était à son comble dans un pays désolé par une famine dont on n'entrevoyait pas le terme, et ruiné par le passage incessant de troupes indisciplinées* QUI TRAINAIENT A LEUR SUITE LE CORTÉGE ACCOUTUMÉ DES AFFECTIONS CONTAGIEUSES DES ARMÉES : *les habitants ne tardaient pas à en être atteints*, et l'on ne voyait aux portes des villes et des villages que des bandes de mendiants ou de malheureux réduits à vivre d'herbes, de racines ou d'aliments immondes.

1580. Fièvre épidémique, Peste.

Depuis près de trois années, la peste avait fait en Egypte d'effroyables ravages ; plus de 500,000 personnes avaient succombé dans la première année, entre autres 86,000 jeunes filles, sans compter les serviteurs, les enfants, les chrétiens, les juifs et ceux qui, n'étant pas pères de famille, sont sans valeur pour les musulmans. Cette peste, dont a parlé de Thou, en raison des relations fréquentes et du commerce actif qui alors existaient entre l'Orient et l'Occident, avait gagné rapidement l'Italie, l'Espagne, le nord de l'Europe, puis la France, Paris, Laon et d'autres villes.

Metz n'échappa point aux atteintes du fléau. Les populations, effrayées par les actes de rigueur qu'entraînaient avec elles les persécutions contre les protestants, troublées par les conflits d'autorité qui s'élevaient à chaque instant entre le président nommé par le roi et les autres magistrats de la cité, *étaient encore désolées par les ravages qu'occasionnaient dans les campagnes les bandes de troupes et de mercenaires.* Les religieux bénédictins nous ont tracé un fidèle tableau de cette triste époque, voici comment ils s'expriment :

« DANS CES TEMPS MALHEUREUX DE GUERRES » PRESQUE CONTINUELLES, LES FLÉAUX DE LA PESTE » ET DE LA MORTALITÉ ÉTAIENT FRÉQUENTS : les états » de Metz avaient eu soin jusque-là des pestiférés. » Il y avait, où se voit aujourd'hui le parc ou champ » de mars pour l'artillerie, hors de la porte de Cham- » bière, quantité de petites loges de bois, dans les- » quelles on conduisait les habitants dès qu'on sa- » vait qu'ils étaient infectés ; ils y demeuraient » jusqu'à leur mort ou leur guérison, et leurs mai- » sons de ville étaient cadenassées par les bannerots. » L'hôpital Saint-Nicolas leur envoyait chaque jour » de quoi vivre ; il y avait à cet effet un batelier à » gages qui leur menait en bateau le pain, la viande » et les autres choses nécessaires. »

Cette peste dura pendant toute l'année 1581, comme le constate une pièce authentique conservée dans les archives municipales ; c'est une lettre à la date du 2 janvier 1582, par laquelle le comte de Salms félicite le Maître-Echevin et les Treize de la cessation de la contagion qui affligeait la cité.

1587. Peste.

Une famine prolongée, en réduisant les habitants de la Lorraine et du Barrois à une extrême misère et en les obligeant à dévaster les jardins ou à se nourrir de tout ce qui leur tombait sous la main, donna lieu à un grand nombre de maladies et occasionna une mortalité considérable.

—

CHAPITRE VIII

MALADIES ÉPIDÉMIQUES ET CONTAGIEUSES DU XVIIe SIÈCLE

—

1623-1624-1625. Peste.

Le Pays-Messin venait d'être traversé par des bandes d'Espagnols et de Wallons qui poursuivaient les troupes du comte de Mansfeld, lorsqu'en juillet 1623, la peste éclata dans le village de Lessy où pendant deux mois elle fit d'affreux ravages. Malgré les ordonnances les plus sévères pour concentrer et éteindre sur ce lieu l'infection, *la maladie gagna les villages voisins, puis d'autres plus éloignés, de telle sorte qu'en 1624, l'épidémie fut à peu près générale.* Dans l'espoir de préserver encore la ville de la contagion, on suspendit toutes les relations commerciales, *il fut défendu aux étrangers d'y rentrer sous peine du gibet;* les bourgeois furent chargés d'en garder les portes et de faire exécuter les défenses publiques. *Malgré ces rigoureuses précautions, en mai 1625 la maladie se déclara dans Metz* et en moins de dix mois y fit plus de 3,000 victimes. De ce nombre furent quatre vénérables pères capucins qui administraient les sacrements aux pestiférés.

Pour surcroit de calamités, *la disette devint la triste compagne de la peste*, et la ville de Metz se vit inondée de pauvres et de mendiants qui y accouraient de toutes parts.

Parmi les villes voisines qui eurent aussi beaucoup à souffrir de la peste de 1625, nous mentionnerons surtout Verdun, où la mortalité fut effrayante. *On prétend qu'elle y fut engendrée par les miasmes que dégagèrent de nombreux cadavres de bestiaux abandonnés sans être enterrés par les bandes allemandes du comte de Mansfeld.*

1630-1631-1632-1633. Fièvre pestilentielle dite Peste de Hongrie.

Une longue série d'années désastreuses commence pour le Pays-Messin et les Trois-Evêchés. *Ces malheureuses contrées sont incessamment parcourues et ravagées par les armées impériales ou françaises ; les populations sont aussi éprouvées par les terreurs de la guerre que par les misères de la faim et les privations de toutes sortes.* En effet, dès la mi-février 1530, les terres de l'Evêché de Metz étaient envahies par les troupes impériales conduites par M. de Schawmbourg, général de l'artillerie des armées de l'empereur Ferdinand II. Il se rendait bientôt maître des villes de Vic et de Moyen-Vic, distribuait ses troupes dans les châtellenies voisines, levait des contributions *et faisait essuyer à ce pays toutes les horreurs de la guerre. Aussi dès le commencement de la même année, voyons-nous la plupart des villes des Trois-Evêchés recourir aux mesures les plus rigoureuses pour empêcher la contagion de pénétrer dans leurs murs.* Bar et Pont-à-Mousson sont des premières atteintes ; l'Université de cette dernière ville est abandonnée par les écoliers, dont un grand nombre se réfugie à Verdun pour y suivre les cours déjà célèbres qu'y avaient établis les jésuites.

Verdun les expulse bientôt par un arrêté du 22 mai ; son magistrat fait afficher aux portes la liste des localités ravagées par la peste et défend à leurs habitants, sous peine de mort, d'entrer en ville. Il interdit la vente des prunes et d'autres fruits dangereux « en ce temps auquel règne la contagion de peste, » la vente en détail du vin nouveau ; il prescrit l'enlèvement des immondices, l'établissement en dehors de la ville de huttes en planches pour loger les malades atteints de la maladie. *Malgré toutes ces précautions* dont l'exécution est accomplie souvent avec une rigueur extrême, le 27 août 1631, *la peste éclate à Verdun et y fait de nombreuses victimes.*

A Metz, des mesures analogues étaient prises contre la peste. Le 25 juillet 1631, on arrête que deux bourgeois de chaque quartier se rendront chaque jour, chacun à son tour, aux portes pour prendre le serment de ceux qui s'y présenteront, pour savoir s'ils viennent de lieux infectés. Un gibet y sera dressé, avec menace, à tous ceux qui viennent d'endroit contaminé, d'être pendus ou étranglés s'ils cherchaient à pénétrer dans la ville.

La maladie sévit sur notre ville depuis le mois de mai 1631 jusque vers le milieu de 1633 ; nous trouvons encore à la date du 20 mai de cette dernière année, la mention de la mort de deux capucins atteints de la contagion.

C'est sans doute parce que *cette fièvre fut apportée par les troupes autrichiennes et hongroises de l'empereur Ferdinand II*, qu'elle fut désignée dans le pays sous le nom de « *peste de Hongrie, pestis Hungarica.* »

1635 - 1636. Peste Suédoise.

La guerre de Trente-Ans ne touchait pas encore à son terme, et la France était alors en lutte avec les Impériaux, les Lorrains, les Espagnols, pour soutenir la Suède et les princes ligués contre la maison d'Autriche. Mais les débuts n'étaient pas heureux pour nos armes : le cardinal de La Vallette, après une première tentative infructueuse en juillet 1635, avait été rejoint par le duc Bernard de Weimar, qui commandait les Suédois, et les deux armées alliées s'étaient avancées jusqu'au Rhin. Tous leurs efforts échouèrent devant l'habileté de Galas, général de l'Empire, et dès le 1er octobre *les deux chefs regagnèrent le Pays-Messin, suivis des débris de leurs armées, péries de disette, de peste, d'échecs dans les combats, et poursuivis par l'armée de Galas*, qui vint camper à Sainte-Barbe, près de Metz, pour aller ensuite rejoindre à Nancy le duc de Lorraine, Charles IV.

Il est difficile de se faire aujourd'hui une idée des misères et des souffrances qu'eurent à supporter les campagnes, sans cesse dévastées par toutes ces bandes indisciplinées, que suivaient, depuis les bords du Rhin, les fièvres, la dyssenterie, la peste. Les habitations étaient pillées, puis ruinées ou livrées aux flammes; c'est ainsi que disparut le village d'Orceval, situé sur la Seille, entre Pommerieux et Pournoy-la-Grasse. Les couvents n'étaient pas épargnés; plusieurs communautés de filles furent obligées de rompre leur clôture et d'aller chercher à vivre hors de leur monastère. Les paysans qui s'étaient réfugiés dans les bois, y vivaient de bestiaux qu'ils avaient pu soustraire, et souvent ne trouvaient plus que des glands et des racines. Ce n'était pas tout encore; à côté de la misère et de la disette, se dressait toujours menaçante la crainte des mauvais traitements, des supplices même, infligés à ceux qui tombaient entre les mains des soldats, *à quelqu'armée qu'ils appartinssent.*

« Les pauvres paysans, dit Drouin, abbé de » Pierremont, dans ses mémoires, étaient jetés dans » les cachots et, par une insigne malice, pour les » forcer à se rançonner, on les fouettait nus, pen- » dant qu'au son du violon on les forçait à sauter » et à danser. Les Hongrois et les Croates ont » encore tourmenté quantité de paysans, mais d'une » autre manière : tantôt ils leur donnaient le cha- » pelet au front, c'est-à-dire qu'ils entouraient leur » tête d'une corde qu'ils serraient tant qu'ils pou- » vaient à force de la tordre ; tantôt ils leur serraient » les doigts entre le chien d'un pistolet ou d'une » arquebuse, et le plus souvent leur liaient les » mains derrière le dos, la tête contre les genoux » et les cuisses, et les ayant réduits comme en un » peloton, à coup de pieds et de bâton les faisaient » rouler. Ceux qui échappaient à ces tourments ne » tardaient pas à mourir misérablement ; quand on » veut dire une année malheureuse et pleine » d'afflictions, on la compare à celle-là, que le vul- » gaire appelle : « L'ANNÉE DES CROATES. » *La » grande mortalité de cette année dépeupla tous les » cens de l'abbaye de Pierremont.* » Il ne semble pas que les Suédois, nos alliés, se soient comportés d'une manière beaucoup plus humaine ; car nous les voyons accusés de bien des méfaits par le curé d'Ottonville, qui, dans son journal, les qualifie de « *omnium bipedum sceleratissima colluries.* »

Telles sont, en résumé, *les circonstances déplorables au milieu desquelles fut engendrée et grandit la « Peste Suédoise de 1636, » la plus meurtrière et la plus désastreuse des temps modernes dans notre pays* [1].

La peste de 1636, *qui fut, comme celle de 1632, un typhus épidémique dû à la misère, à l'encombrement des troupes, des habitants*, fit ses premières victimes dans notre ville (Metz), vers la fin d'avril ou au commencement de mai. On a conservé dans nos archives municipales, non seulement le registre des décès de l'année 1636 dans les différentes paroisses, mais encore l'état des personnes mortes de la contagion, et le relevé exact des maisons fermées pour cause d'infection. C'est ainsi qu'il est constaté que le nombre total des décès de l'année s'est élevé au chiffre de 4,430 ; 1,782 personnes ont succombé à la maladie contagieuse ; 2,648 sont mortes d'autres affections, *parmi lesquelles la majorité appartient évidemment à une fièvre typhoïde*, désignée dans cette

1 Dans la conclusion, les auteurs, faisant de nouveau mention de cette triste période, écrivent : « La France alliée à la Suède combattait contre les Impériaux, les Espagnols, les Lorrains, et *cependant les pertes que les batailles causaient à nos populations étaient encore de beaucoup inférieures à celles que produisaient les maladies contagieuses*. »

nomenclature sous le nom de « grande fiebvre. » A côté de ces détails remplis d'intérêt surtout par leur exactitude, il nous a paru curieux de transcrire ici l'état des maisons cadenassées sur les différentes paroisses de la ville. En voici le tableau :

PAROISSES	DATES	MAISONS fermées
Saint-Jacques...	Du 20 avril à décembre 1836..	110
Saint-Martin....	— 19 mai au 14 décembre ..	108
Saint-Livier....	— 11 — 23 novembre ..	116
Saint-Maximin ..	— 16 — 18 octobre	126
Saint-Simplice...	— 16 — 5 décembre...	146
Saint-Eucaire....	— 9 — 11 octobre	112
Sainte-Ségolène..	— 12 — 16 décembre ..	95
St-Jean, St-Vic..	— 14 — 12 novembre ..	21
Saint-Gengoulf. .	— 15 — 23 décembre...	56
Sainte-Croix....	— 16 — 7 novembre ..	105
Sainte-Gorgonne.	— 6 — 14 — ..	82
Saint-Victor	— 7 — 1er décembre..	127
Saint-Ferroy....	— 21 mars au 3 décembre...	60
Saint-Marcel....	— 15 mai au 3 — ..	67
Saint-Georges...	— 11 — 28 novembre ..	19
	TOTAL........	1,350

L'épidémie paraît ainsi s'être éteinte au commencement de décembre, après un règne de sept à huit mois. Parmi les villes importantes des Trois-Évêchés et de la Lorraine, qui eurent à souffrir *du même typhus*, nous devons mentionner *surtout Verdun et Nancy*. Dans la première de ces villes, les

États prirent des mesures d'une rigueur excessive pour arrêter le mal, mais en vain. Malgré l'expulsion de tous les forains avec leurs bestiaux et leurs meubles, malgré l'isolement des malades aux Loges, *la séquestration de ceux qui étaient soupçonnés d'infection dans leurs maisons, dont les murs étaient marqués d'une grande croix blanche*, malgré toutes ces précautions, *les désastres furent grands :* le livre des trépassés de la paroisse Saint-Amand nous conserve l'histoire d'un nommé Champagne, qui perdit dans la même nuit sa femme, ses deux enfants et mourut le lendemain; celle enfin d'un enfant de onze ans, Pierre Brixand, qui, ayant désiré assister aux Loges « sa petite sœur que sa mère trépassée » y avait laissée, sitôt qu'il y fût arrivé devint ma- » lade et trépassa deux jours après. » Enfin, c'est à Nancy, en cette même année, que succomba Charles Le Pois, le célèbre médecin du duc de Lorraine, victime de l'épidémie pendant laquelle il avait prodigué ses soins aux pestiférés.

1638 – 1639. Famine, grande mortalité.

Des froids excessifs ayant régné pendant les deux années 1638 et 1639, une misère extrême affligea notre pays. *La disette succédant aux malheurs des dernières guerres, une mortalité considérable sévit sur les populations des campagnes, en même temps que la faim engendra des excès auxquels on ajouterait difficilement foi, s'ils n'étaient rapportés par des auteurs contemporains dignes de confiance.* « La postérité, écrit

» dom Cassien Bidot, aura peine de croire ce que je » m'en vais rapporter, qui est véritable néanmoins. » Durant les grandes froidures de l'an 1638, un » jeune garçon s'étant allé chauffer chez un autre » à Badonvillers, étant auprès du feu, il fut tué par » le maître de la maison, non pour autre sujet que » pour le manger. De quoi la justice étant avertie, » elle fit appréhender cet homme qui confessa le » fait; pressé par la rage de la faim, il en mangea » de bonnes trancades. En un village près de » Morhange, il a été vérifié par le bailli de Vic, qui » en envoya les informations au Conseil de M. de » Metz, comment le fils avait mangé son père étant » mort, et puis après, le fils mourant, la mère le » mangea. Qui a jamais ouï telles extrémités et mal- » heurs? Un homme que j'ai connu, retournant de » Vaudrevange à Saint-Avold, passant par un village, » n'y rencontra que deux petits enfants qui por- » taient les intestins d'une personne, et leur ayant » demandé qui les leur avait donnés, ils répondirent » que ç'avait été leur père. Poursuivant son che- » min, il rencontra à l'entrée d'un bois, une femme » fraîchement tuée, et l'on savait que c'était le père » qui l'avait fait pour donner à manger à ses en- » fants.

» En un autre village proche Saint-Avold, le maire » ayant été tué par un coquin, il l'éventra pour en » faire curée à la rage de la faim qui est terrible en » la même ville. Des personnes dignes de foi, m'ont

» assuré que plus de 500 personnes sont mortes de
» faim; journellement on y en enterre huit, dix, plus
» ou moins, *en sorte qu'il ne reste pas le tiers ou le*
» *quart des habitants d'icelle.* Pour les villages cir-
» convoisins, ils sont déserts, hantés par les bêtes
» sauvages qui y habitent. Un autre malheur qui
» commence à régner, et dont le monde avait été
» exempt, c'est que les loups s'attroupent et s'appro-
» chent près des villes, déterrant les trépassés pour
» les manger, qui est une espèce d'autre fléau, afin
» que le monde, expérimentant toutes les rigueurs,
» vienne à rentrer en soi-même et apaiser Dieu. »

Nous trouvons dans les mémoires de l'abbé Drouin, des faits analogues, qu'il nous paraît utile de rapporter, ne serait-ce que pour confirmer les précédents et nous faire apprécier un instant *les progrès des temps et de la civilisation moderne.*

« Vous voyez ces pauvres gens, dit-il, hâves et
» défigurés, faire du pain avec des glands, car il ne
» reste plus de porcs pour les manger; ce que sais
» assurément avoir été fait dans le gros village de
» Delme qui fut dévasté entièrement. J'ai vu une
» femme pendue proche Château-Salins, qui avait
» tué une petite fille pour la manger, et avait salé la
» chair dans un cuveau, et fut découverte. J'ai ouï
» dire que des enfants étaient demeurés orphelins
» de père et de mère, leurs père et mère étant morts
» avant eux, et ne sachant de quoi vivre, découpè-
» rent les corps de leurs parents et les firent bouillir
» pour les manger. »

Enfin *la misère et la disette étaient si extrêmes dans l'armée de Charles IV*, que c'est peu dire qu'on y mangeait de la chair de cheval, qu'on s'en faisait un régal, mais on en servait même sur la table de S. A. *Les mieux accommodés se repaissaient de chair humaine;* et, ce qui est encore plus inouï, Forget raconte qu'un mousquet s'étant crevé entre les mains d'un soldat, et la main gauche lui étant demeurée fracassée, la gangrène s'y mit. *Le chirurgien qui la lui coupa, la demanda pour ses peines et la mangea.* Nul, dit cet auteur, qui témoigne l'avoir vu, n'osait s'abandonner hors du quartier s'il n'était accompagné. *Les officiers même n'y étaient pas en sûreté contre leurs soldats, à qui la faim ôtait la crainte et le respect.*

1668-1669. Maladies contagieuses.

« Du 10 juillet 1668 au 30 juillet 1669, il régna » dans le Pays-Messin une maladie contagieuse, et » l'on prit des précautions pour qu'elle ne pénétrât » pas dans la ville. » Tels sont les termes dans lesquels nos archives ont conservé le souvenir d'une épidémie qui n'atteignit pas notre cité, mais qui ne laissa pas de lui inspirer de vives inquiétudes et qui ne fut pas sans exercer une certaine influence fâcheuse sur l'état sanitaire des habitants.

Cette maladie contagieuse, qui désola le Pays-Messin, fut sans aucun doute *un typhus dû, comme toujours, au passage continuel des troupes* que la guerre du Palatinat appelait de nos côtés, *à l'encombrement et à la misère qui en étaient la conséquence.*

Bien que notre ville ait été moins éprouvée que les campagnes, les maladies de toutes sortes, la dysenterie surtout, y prirent assez de gravité et d'extension pour expliquer les craintes sérieuses qu'on eut de voir l'épidémie pénétrer dans nos murs. Ces appréhensions, heureusement, ne furent pas justifiées, et *cessèrent en même temps que la cause qui les avait fait naître.*

1675. Fièvres Catarrhales. Fièvres malignes et pourprées.

« Le roi, abandonné de ses alliés, attaqué par » toutes les puissances de l'Europe, excepté la » Suède, fut obligé, en 1674, de faire la guerre sur » toutes les frontières de son royaume. Metz en » étant la principale barrière de ce côté, on avait, » dès le mois de mars, commencé à travailler avec » vigueur à de nouvelles fortifications, tant dans la » ville que dans la citadelle. L'année suivante, 1675, » on en fortifia tous les dehors, surtout derrière les » portes de Saint-Thiébaut, de Chambière et des » Allemands, et l'on prit, à cet effet, une quantité » prodigieuse de terres, de vignes et de jardins [1]. » Malheureusement la fortune des armes ne récompensa pas de si généreux efforts. Le duc de Créquy, qui commandait l'armée française, voulant secourir Trèves assiégée par Charles IV, duc de Lorraine,

[1] *Histoire des Bénédictins*, T. III, p. 329.

fut défait et son armée mise en déroute, le 11 août 1675, près le pont de Consarbrück.

« *Dès le lendemain*, à la pointe du jour, *il y avait* » *déjà des fuyards aux portes de Metz* où le reste » de l'armée vint ensuite en désordre se rallier. Les » fantassins et leurs officiers furent logés chez le » bourgeois, la cavalerie campa au Champ-à-Seille » et au retranchement. *Quant aux soldats faits pri-* » *sonniers* à la bataille de Consarbrück, *ils revin-* » *rent au commencement de novembre* et sous la cau- » tion de M. de Créquy, *si chargés de misères que* » *leur infection causa des fièvres malignes et pour-* » *prées.* »

Les luttes terribles et prolongées du règne de Louis XIV COMMENCENT A PORTER LEURS FRUITS ; *mais nous n'insisterons plus ici sur la fréquence de ces affections,* CORTÉGE ACCOUTUMÉ DES ARMÉES ET SURTOUT DES ARMÉES VAINCUES ET EN DÉROUTE. *Ces fièvres malignes et pourprées ne sont, comme toujours, que le typhus avec ses différentes formes,* ses phénomènes ataxiques et ses éruptions pétéchiales, INDICE ORDINAIRE D'UNE ADYNAMIE PROFONDE, RÉSULTANT DES PRIVATIONS DE TOUTE SORTE ET SURTOUT D'UNE DÉPRESSION MORALE ARRIVÉE A SES DERNIÈRES LIMITES. Ce typhus, du reste, ne paraît pas s'être propagé dans la ville, et les ravages qu'il fit dans la garnison ne furent pas très-considérables.

CHAPITRE IX.

MALADIES ÉPIDÉMIQUES ET CONTAGIEUSES DU XVIIIe SIÈCLE.

—

1735. Fièvres malignes contagieuses.

Les troupes françaises, à leur retour du siége de Philisbourg, place forte du grand duché de Bade, qu'elles venaient de prendre aux Impériaux, vinrent cantonner en Lorraine, *où elles apportèrent une fièvre maligne contagieuse,* dont les effets se firent sentir surtout aux environs de Nancy. Marquet, médecin du duc et doyen du collége de médecine établi dans cette ville, nous a transmis une relation de ce typhus épidémique *que nous retrouvons toujours comme le campagnon funeste et inévitable des armées ;* nous lui empruntons l'extrait suivant : « La maladie était caractérisée par ces symptômes : céphalalgie, lassitude, douleurs dans les membres, nausées, vomissements, lumbago, pouls petit et fréquent, parfois intermittent ; délire, visage rouge ou plombé, les yeux étincelants, éruption sur la poitrine et les bras de taches brunes, livides ou noirâtres, avec chaleur âcre à l'intérieur ; soif inextinguible, langue noire dans le centre, rouge et excoriée sur les bords ; délire soporeux, hémorragies nasales par gouttes, surdité, léthargie profonde et mort.

6

Malgré les appréhensions qu'il avait suscitées, ce typhus n'arriva pas jusqu'à Metz, ni jusqu'aux villages circonvoisins, car nos annales sont silencieuses à ce sujet, mais elles enregistrent une épizootie qui parut au mois de juillet, frappant surtout les bœufs et les vaches, et causant beaucoup de dommages dans les villages du val de Metz, « y ayant eu plu- » sieurs gros villages, où presque tous les bestiaux » sont péris. »

1741-1742. Typhus.

Depuis plusieurs mois, le typhus s'était montré dans la Hongrie, le duché de Brunswick, la Pologne, quand M. de Creil, intendant de justice à Metz, fit proclamer et afficher une ordonnance du roi, du 18 mai 1739, relative aux précautions et mesures qu'il fallait prendre sur les frontières à l'occasion des maladies contagieuses qui continuaient à se répandre en Hongrie et dans les provinces voisines.

(Suit l'instruction).

La peste de Hongrie (car tel fut le nom que reçut alors l'épidémie typhoïde qui nous occupe) ne pénétra pas cette année dans le Pays-Messin, grâce peut-être aux mesures qui avaient été prises et qu'on ne doit pas trouver trop sévères, quand on apprend que la même maladie venait d'emporter *près de 1,500 individus dans la seigneurie de Wurtemberg, et 2,500 à Breslau*. Mais nous ne devions pas échapper complétement à cette influence épidémique, sous laquelle l'Europe centrale paraît être demeurée plusieurs années.

En 1740, à la mort de Charles VI, empereur d'Allemagne, *la France,* appuyant les prétentions de Charles-Albert, électeur de Bavière, à la succession des royaumes de Bohême et de Hongrie, *avait envoyé une armée commandée par le maréchal de Belle-Isle qui avait pénétré en Bohême* et pris d'assaut la ville de Prague. Au passage des troupes qui traversaient notre pays et se dirigeaient sur la frontière, vinrent se joindre d'autres causes de maladie, les inondations et la disette...

L'année 1741 ne s'annonçait pas sous de meilleurs auspices... « La mauvaise récolte de blés et grains en 1740, en ayant occasionné une disette et chèreté,» la ville en fit acheter au loin et à son compte une certaine quantité qu'elle céda à meilleur prix aux boulangers : elle avait pris en outre des arrêtés portant défense de sortir du pain de la ville et fait faire le recensement des personnes à nourrir dans chaque famille et l'évaluation du blé qu'elles avaient en réserve.

C'est à la suite de ces deux années (1740 et 1741) d'épreuves et de souffrances que *le typhus parut dans Metz,* sévissant plus particulièrement sur les prisons et dans les hôpitaux civils...

A la même époque, *les Français, assiégés dans*

Prague par 52,000 Prussiens et Hongrois qui soutenaient la cause de Marie-Thérèse, *furent décimés par une maladie épidémique* de mauvais caractère *qui gagna bientôt les habitants...*

Cette maladie fut si meurtrière, que *depuis novembre jusqu'en janvier, il mourut 30,000 personnes.* Les cinq hôpitaux eurent 19,500 morts; presque tous les médecins et chirurgiens français la contractèrent et y succombèrent. Cette épidémie précéda immédiatement la retraite mémorable qui fit tant d'honneur au gouverneur des Trois-Évèchés.

1770. Dyssenteric épidémique.

Nous devons à M. Read, médecin du roi, à l'hôpital militaire, membre de la Société royale des Sciences et Arts de Metz, la relation d'une épidémie de dyssenterie qui sévit au quartier Chambière pendant les mois d'août et de septembre 1770.

« *Le régiment de Béarn*, dit M. Read, qui occupait » le quartier Chambière, et notamment la partie la » plus voisine de la porte du Pontiffroy, avait eu » pendant les mois d'août et septembre 91 dyssen- » tériques, tandis que les autres régiments n'en » avaient que 7, 10, et les plus maltraités 13; je fis » même à cette occasion une seconde remarque qui » me parut d'abord singulière, c'est que le régiment » de Champagne, logé dans les mêmes casernes, et » sur la même ligne, n'avait envoyé que 9 dyssen-

» tériques à l'hôpital. Frappé de cette différence et » n'en voyant aucune autre cause, j'examinai at- » tentivement les quatre puits affectés à ces régi- » ments, pour y puiser l'eau qui servait à la pré- » paration de leurs aliments et à leur boisson » ordinaire ; par l'analyse exacte que j'en fis, je » trouvai dans *les deux puits supérieurs*, qui étaient » à l'usage du régiment de Béarn, *une eau séléni- » teuse, abondante en foie de soufre, que lui fournis- » saient les matières fécales filtrantes des latrines pla- » cées vis-à-vis ces puits ;* le foie de soufre était » d'autant plus abondant que les soldats dyssen- » tériques restaient quelquefois sept à huit jours » dans leurs chambres, avant de venir à l'hôpi- » tal.

» Les deux puits inférieurs contenaient une eau » moins insalubre ; un surtout fournissait une eau » excellente, c'est le plus voisin de la voûte, qui ne » le cédait en qualité à aucune des fontaines prove- » nantes de Sey et Lessy. M. le marquis d'Armen- » tières, à qui je présentai mon analyse et mes ré- » flexions, ordonna la fermeture des puits suspects, » et huit jours après cette opération, les dyssente- » ries diminuèrent sensiblement dans ce quartier, » et on ne remarqua presque plus de différence » entre les régiments qui en étaient encore affli- » gés. »

Sans insister davantage sur la cause occasionnelle de cette petite épidémie, dont la sagacité et le juge- ment de M. Read eurent sitôt raison, nous rappellerons ici comment, quelques années auparavant, les eaux ferrugineuses de la Bonne-Fontaine mirent fin à une *dyssenterie développée aussi chez des soldats.* La guerre de Sept-Ans venait de finir, les troupes rentraient dans les garnisons qui leur étaient désignées. *Plusieurs compagnies* d'artillerie que commandait le capitaine Laprun, *étaient décimées par une violente dyssenterie*, lorsqu'elles furent dirigées sur Plappeville. Suivant les conseils d'un habitant de l'endroit, les soldats malades recoururent à l'usage de l'eau de la Bonne-Fontaine, la dyssenterie cessa.

1787-1788. Fièvres mésentériques.

Une épidémie qu'on appela « fièvre mésentérique, » régna à Thionville vers la fin de l'année 1787 et au commencement de 1788, *attaquant surtout les soldats du régiment de Salm-Salm*, qui y tenait garnison.

Décrite par le docteur Martin, cette maladie présentait *tous les symptômes des fièvres pernicieuses, de la fièvre putride et du typhus.*

1792. Fièvre dyssentérique, dite « Courrée prussienne. » — Typhus.

La Révolution française s'accomplissait au milieu des événements les plus graves et les plus menaçants. Levées et conduites par de puissantes coalitions, les armées étrangères envahissaient nos provinces, forçant nos frontières sur plusieurs points à la fois. Longwy, investi dès le 18 août, s'était rendu le 22. Quelques jours après, Verdun capitulait et ouvrait ses portes à l'invasion. Pendant que le gros de l'armée ennemie marchait sur la Champagne, les Prussiens, maîtres de Sierk et de Rodemack, tentaient inutilement le siége de Thionville, occupant les hauteurs environnantes et rayonnant jusqu'au village de Richemont, où ils avaient établi un camp.

La bataille de Valmy, livrée le 20 septembre 1792, arrêta les progrès de l'armée confédérée, composée de Prussiens, d'Autrichiens, des Hessois et d'émigrés français, Forcés de reculer devant les soldats victorieux de Dumouriez et de Kellerman, les alliés évacuèrent successivement les villes qu'ils avaient prises, et le pays où ils n'avaient pu vivre qu'avec les plus grandes difficultés.

C'est pendant cette retraite, qui dura 22 jours, qu'un flux de ventre dyssentérique, épidémique et contagieux, se développa parmi les troupes qui encombrèrent en un instant les hôpitaux de Verdun et de Longwy. La maladie ne tarda pas à se communiquer à l'armée française, qui se vit alors forcée de diriger ses malades jusque sur les hôpitaux de Châlons, d'Épernay, de Rheims et de Soissons.

Harmand de Montgarny, alors médecin à Verdun et commissaire-inspecteur des épidémies du district, le docteur Chamseru, médecin de l'armée française, nous ont laissé une histoire complète de cette dyssenterie appelée par le populaire *courrée prussienne.*

(Suit la description).

La dyssenterie ne régna pas seule lors de cette première invasion du territoire français. *Le typhus ravagea bientôt le département de la Meuse et plusieurs districts de la Moselle, de la Meurthe et des Ardennes,* connu sous les noms bizarres de « rose épidémique, de peste, de maladie éruptive, catarrhale simple; de maladie putride, maligne et pestilentielle. »

La dyssenterie et le typhus dont nous venons de retracer l'histoire, *étaient le résultat de causes multiples que nous résumerons brièvement.* Aux fatigues d'une route longue et pénible, de marches rapides et sans repos, étaient venues s'ajouter pour les ennemis, des conditions atmosphériques des plus défavorables et des difficultés d'approvisionnement qu'ils eussent pu prévoir. A un été pluvieux avait succédé un automne froid et humide; les fruits et les légumes n'avaient atteint qu'une incomplète maturité, leur mauvaise qualité aggravait encore l'abus qu'en faisaient les soldats. Les viandes provenaient d'animaux fatigués et malades ; le pain était confectionné avec des farines mélangées et fermentées qu'on ne pouvait tirer des tonneaux qui les renfermaient depuis plusieurs mois, qu'en les brisant à coups de hache, tant ces farines étaient entassées et solidifiées par l'action de l'humidité et de la fermentation. *Le pain* qu'elles formaient *était de couleur violette et si aigre que les animaux mêmes n'en voulaient point. Les exhalaisons fétides* qui s'échappaient des cadavres des chevaux et d'autres débris d'animaux en putréfaction, *une malpropreté repoussante à l'intérieur des camps, enfin la démoralisation*, tel est l'ensemble des agents morbifiques, sous l'influence desquels ces *affections castrales* avaient été engendrées.

Il était impossible d'éviter la contagion, lorsque l'armée confédérée, battant en retraite, se vit forcée d'abandonner ses malades dans les bourgs, dans les villes qui se trouvaient sur son passage. *Des alliés, les maladies passèrent dans l'armée française*, qui les poursuivait d'étape en étape.

Chaque ville, encombrée d'ambulances, devint un immense foyer d'infection ; Verdun, Pont-à-Mousson, Longwy, virent leurs habitants décimés par la contagion.

A Verdun, une des causes les plus puissantes d'infection, était le dépavement de la ville au moment du siége. Tous les jours on jetait de chaque maison au milieu de la rue des immondices de toute espèce, des déjections humaines et animales, des débris de végétaux qui, se mêlant à la boue, se liquéfiaient, et se putréfiaient par l'action des pluies. Les agents de la ferme des boues ne pouvaient rien contre un tel foyer. Il s'en échappait une odeur infecte quand quelque voiture venait à passer, et l'on voyait souvent des personnes frappés de spasmes, prises de vomissements et même asphyxiées en traversant les rues.

D'autres sources de contagion n'agissaient pas avec moins de violence : C'étaient les ambulances établies dans le couvent des chanoines réguliers de St-Nicolas, dans le monastère de St-Vannes et dans les casernes (Verdun). Les malheureux malades, jetés par monceaux sur la pierre et la terre humides, ayant à peine sous eux quelques paillasses pourries par leurs excréments, ou de la paille en fumier, partageant entre trois une mauvaise couverture de laine, offraient le tableau le plus triste qu'on pût imaginer. *Les trois quarts au moins des malades périrent.* On les enterra dans d'immenses fosses creusées aux environs des remparts et dans les jardins des abbayes de Saint-Vannes et de Saint-Nicolas-des-Prés.

Après la ville de Verdun, celle de Pont-à-Mousson fut une des plus éprouvées du Nord-Est de la France. L'illustre Percy, après avoir visité les principales localités de nos départements frontières, avait cru devoir établir à Pont-à-Mousson trois hospices, sur lesquels on évacua les malades qui encombraient Metz, Toul et Nancy. *1200 Bretons moururent à Pont-à-Mousson de dyssenterie et de nostalgie.*

Longwy, qui était resté jusqu'au 22 octobre au pouvoir des ennemis, *vit aussi ses rues et ses alentours jonchés des cadavres de soldats* qui succombaient à la fatigue, et surtout à la dyssenterie dont les ravages s'étaient bientôt étendus dans tous les environs.

Les hopitaux militaires de Metz furent, à différentes reprises, insuffisants pour recevoir les malades qui y affluaient de toutes les directions. *L'encombrement dura pendant les deux années suivantes, le typhus sévissant principalement sur de jeunes soldats*, volontaires de tous les points de la France, dont les forces étaient loin d'égaler le patriotisme. De 1792 à l'an III, ces hôpitaux reçurent 64,413 individus, dont 4,870 succombèrent...

1794-1796. Typhus. — Épizootie.

Le typhus n'avait pas encore complétement disparu de nos hôpitaux militaires dans les premiers mois de l'année 1794. Les craintes de la contagion étaient loin de s'amoindrir dans l'esprit de nos populations émues et bouleversées par les événements politiques dont l'horizon s'assombrissait chaque jour. Michel du Tennetar, inspecteur de la salubrité publique, se rendit l'interprète de ses concitoyens, en adressant alors au Directoire du département, un « mémoire relatif aux maladies contagieuses, putrides » et malignes qui se manifestaient dans la ville de » Metz d'une manière alarmante. » Après avoir établi la nature *éminemment miasmatique et infectieuse* de l'affection, il demanda *qu'on plaçât hors de la ville tous les militaires attaqués* de la maladie, qu'on les soignât dans les hôpitaux isolés, au milieu des campagnes, et autant que possible à portée des rivières dont le courant renouvelait constamment l'air ambiant.

Le 5 germinal an II (25 mars 1794), conformément aux indications et aux demandes pressantes de du Tennetar, le département arrête « que le Régisseur » général des hôpitaux militaires sera tenu, sous sa » responsabilité personnelle, de faire immédiatement » établir à Frescaty, Sainte-Barbe, Villers, Juste- » mont, Montigny, à la Cornue-Géline, à Richemont » et autres lieux qui lui seront désignés plus » tard, des hôpitaux dans lesquels il fera évacuer au » plus tôt tous les malades attaqués de fièvres pu- » trides, malignes, vermineuses et catarrhales. Il » se concertera avec les chefs militaires ou autres, » pour la garde de ces hôpitaux.

» Que ceux de Saint-Arnould et de Saint-Simon » seront les premiers évacués comme étant ceux » où la maladie paraît dominer. »

Nous ne saurions dire dans quelles limites ces mesures, prescrites par le directoire départemental, furent mises à l'exécution; car à en juger par un mémoire de M. Marchant, le nombre et la nature des maladies avaient été singulièrement exagérés. Toujours est-il que le calme se rétablit dans notre ville; le chiffre des décès ne s'éleva qu'à 137 en pluviôse, à 166 en ventôse, chiffre relativement peu élevé pour une population de 36,000 âmes. *Pendant l'été la maladie régnait encore à l'hôpital temporaire du camp de Frescaty;* nous n'avons pu retrouver de documents officiels sur le mouvement de ce service.

1813-1814. Typhus.

La bataille de Leipsick, cette lutte justement dite « des Géants, » dont les journées effroyables, bien qu'indécises, avaient coûté PLUS DE 120,000 HOMMES *aux armées belligérantes, venait d'ouvrir pour notre pays une ère de désastres et de calamités.* Une retraite précipitée nous forçait de laisser plus de 150,000 hommes renfermés dans les places fortes de la ligne de l'Elbe. Notre armée, *réduite au tiers à peine de son effectif,* abandonnée pour toujours d'alliés qui l'avaient trahie sur le champ de bataille, allait être bientôt insuffisante pour la défense du territoire national. La fortune, trop capricieuse pour nous rester plus longtemps fidèle, semblait devoir nous faire expier en un moment les faveurs de toute espèce dont elle avait été si longtemps prodigue envers nous. La France et l'Empereur avaient comme le pressentiment des malheurs qui menaçaient de les accabler; un sombre découragement envahissait notre belle patrie, *épuisée par des guerres glorieuses, mais sans but et sans fin.* Le pays enfin redoutait une invasion qui allait se réaliser bientôt, *et n'avait plus en hommes, en argent, en matériel, les éléments nécessaires pour une dernière lutte contre l'Europe entière coalisée.*

Telle était la situation de la France à la fin d'octobre 1813, et cependant le tableau n'est pas encore complet. *Le typhus depuis deux mois s'était développé d'une manière épouvantable dans nos villes et nos hô-*

pitaux encombrés de l'Elbe. A Torgau, il avait en septembre enlevé 1,200 de nos malheureux soldats ; en octobre 4,900.

« *Apporté sur le Rhin*, dit M. Thiers, *par les blessés, les malades, les traînards, il avait exercé des ravages épouvantables, particulièrement à Mayence.* Le quatrième corps, *porté à quinze mille hommes* par la réunion des quatrième, douzième, septième et seizième corps, et *bientôt à 30 mille* par l'adjonction successive de soldats isolés, AVAIT PERDU EN UN MOIS LA MOITIÉ DE SON EFFECTIF, et était retombé à moins de quinze mille hommes. *Des militaires le typhus s'était communiqué aux habitants, et il mourait presque autant des uns que des autres.* Cet horrible fléau avait pris, sous l'influence de la misère, *des formes hideuses et qui navraient le cœur* [1]. »

« On voyait chez nos jeunes soldats, dont la con-
» stitution était appauvrie par les privations et la
» fatigue, les doigts des *pieds et des mains atteints*

[1] Tous ces détails et ceux qui vont suivre, se retrouvent sous des formes différentes dans un livre charmant, intitulé : *Souvenirs d'un ex-officier*, dont l'auteur est M. Martin, inscrit parmi nos sociétaires, comme *ancien officier de la Grande Armée, et ancien ministre de l'Évangile*, à Genève. Nous avions songé d'abord à reproduire ici, à côté de l'exposé des médecins, quelques passages de ces mémoires particuliers d'un acteur de ces grandes et tristes scènes : mais nous avons reconnu qu'il était dificile de ne pas donner à ces citations une étendue qui aurait grossi outre mesure notre petit volume, et nous avons cru qu'il serait préférable de donner en entier, avec l'assentiment de l'auteur, tout ce qu'il raconte de la bataille de Leipsick et ses conséquences.

» *par la gangrène, se détacher pièce à pièce.* A Mayence
» l'épouvante était devenue générale, et sur les vives
» instances des habitants, les administrateurs, *dans*
» *l'espoir de diminuer l'infection,* avaient ordonné
» des évacuations précipitées vers l'intérieur. *Cette*
» *mesure avait entraîné de nouvelles calamités ;* et
» on rencontrait sur les routes des charrettes char-
» gées d'une trentaine de malheureux, les uns
» morts, les autres expirant à côté des cadavres aux-
» quels ils étaient attachés. De plus *la contagion*
» *commençait à s'étendre dans la première et seconde*
» *ligne de nos places,* et la ville de Metz avait frémi
» en apprenant la mort de quelques soldats atteints
» du typhus dans ses hôpitaux. »

« Le maréchal Marmont, vivement ému de cet af-
» freux spectacle, s'était donné beaucoup de peine
» pour diminuer le mal, et avait d'abord empêché
» les évacuations qui exposaient tant d'infortunés à
» périr sur les routes et menaçaient de la contagion
» nos villes de l'intérieur. Il avait occupé d'autorité
» tous les bâtiments qui pouvaient être convertis en
» hôpitaux, et avait évacué les malades d'un hôpital
» sur l'autre, sans les faire transporter de ville en
» ville. Les réquisitions dans les pays environnants,
» avaient pourvu aux besoins des malades ; et le
» fléau, grâce à ces mesures bien entendues, avait
» paru sinon diminuer beaucoup, du moins s'arrê-
» ter dans sa marche menaçante. *Toutefois, l'un*
» *des régiments du maréchal Marmont, le deuxième de*

» *marine, avait été réduit* EN UN MOIS DE 2,162 HOM-
» MES A 1,054. »

Tel est le récit du typhus de 1813 par M. Thiers. *L'illustre historien a borné son étude aux désastres que le fléau causa dans Mayence ; mais* IL NE L'A PAS SUIVI PLUS LOIN, *et se contente d'indiquer les villes où plus tard sont dirigées les troupes qui provenaient de cette place forte,* notre dernier rempart sur le Rhin. Or, les événements politiques et militaires se pressent dès ce moment avec une fatale rapidité. Le tableau s'assombrit de jour en jour, et l'Empereur est forcé de rappeler en France toutes les troupes dont il peut opérer la rentrée afin de s'opposer à l'invasion qui nous menace sur toute la ligne du Rhin jusqu'à la Suisse.

Metz, situé sur la route de Mayence à Paris, *devenait naturellement*, pour les débris de la campagne de Lepsick, *un lieu de passage comme un centre d'hôpitaux et de locaux d'évacuation.* Dès le 4 novembre le préfet, M. de Vaublanc, avertissait le baron Marchant, alors maire de la ville, d'un ordre qu'il recevait du Ministre de la Guerre, lui enjoignant de préparer sur le champ un grand nombre de locaux pour les malades et les blessés de la grande armée qu'on évacuait sur cette place. Le maire devait en donner avis aux administrateurs des hospices, à l'ordonnateur de la 3e division militaire, et requérir les officiers de santé civils nécessaires pour les soigner. Dès le lendemain, un arrêté préfectoral mettait à la disposition du maire tout le local de l'atelier de charité aux Récollets ; le 11 novembre, 600 malades de l'hôpital militaire devaient y être dirigés.

Quelques jours après, l'hospice de la Maternité était aussi transformé en hôpital. Le 19, *M. de Vaublanc annonçait l'arrivée de 5,000 malades et autorisait le maire à prendre au besoin comme hôpitaux toutes les églises de la ville, le grand séminaire.* On prenait possession immédiate de Saint-Vincent, des corridors et de la cuisine du Lycée. Le 21, le magasin des vivres situé à la Double-Couronne était prêt à recevoir 800 malades ; la caserne de la Basse-Seille, en trois jours, avait été disposée pour 600.

Au milieu de ces circonstances difficiles, nos administrations locales redoublaient de zèle et de dévouement. Il ne suffisait pas de trouver les emplacements qui pussent servir d'asile aux blessés, aux malades *que les voitures amenaient incessamment* par la porte des Allemands, *ou que les bateaux*, remontant la Moselle, *déposaient sur les quais encombrés ;* il fallait encore créer des lits, trouver des couvertures, du linge, des aliments, organiser des services médicaux, *dont les chefs se rencontraient encore*, MAIS DONT LES INFIRMIERS ÉTAIENT DEVENUS IMPOSSIBLES. Heureusement la municipalité avait à sa tête un homme éminent, dont les qualités, comme administrateur, égalaient la valeur et l'expérience professionnelles. M. le baron Marchant pourvoyait à tout : les souscriptions volontaires, les dons en nature ou en argent, répondaient largement à son appel. Les habitants, dont il avait toute la confiance, rivalisaient entre eux pour seconder des efforts dont ils sentaient toute l'importance.

M. Marchant, *qui mieux que personne était en situation d'apprécier les dangers du typhus et de sa contagion,* n'avait pas négligé dès le début les mesures sanitaires les plus rationnelles. Il avait fait imprimer et afficher (le 25 novembre) une instruction relative aux moyens à employer pour assainir les habitations occupées par les malades. Il recommandait surtout les fumigations avec le chlore, suivant les procédés de Guyton de Morveau, applicables non-seulement aux demeures, mais encore aux vêtements, aux couchages, au linge qui avaient servi aux personnes atteintes du typhus ou de la dyssenterie. Ces conseils étaient adressés aussi à Messieurs les curés des sept paroisses, avec prière d'en indiquer la mise en pratique. M. le Préfet de son côté, répandait ces utiles instructions dans toutes les campagnes et principalement dans les lieux d'étapes.

Au commencement de décembre, la situation de notre ville devint plus critique encore, l'avenir plus sombre et plus incertain. M. Marchant, dont les inquiétudes, les fatigues, la responsabilité, allaient croissant chaque jour, voulut tenter un nouvel effort pour prévenir de plus grands maux. Il écrivit, à la date du 8 décembre, une lettre qu'il adressa à M. le comte de Montalivet, ministre de l'intérieur; au duc de Feltre, ministre de la guerre; au duc de

Rovigo, ministre de la police générale ; nous transcrivons en entier cette pièce, véritable monument historique, d'une saisissante expression :

« *La situation de la ville de Metz est telle que je ne* » *puis plus me dispenser d'en mettre le tableau sous* » *les yeux de Votre Excellence, et,* S'IL N'Y EST » PROMPTEMENT POURVU, LES TROUPES QUI Y SÉ- » JOURNENT ET LES HABITANTS SONT PERDUS SANS » RESSOURCE.

» Il existe en ce moment à Metz, outre l'état-» major ordinaire, le grand quartier général de » l'armée et le quartier général du maréchal duc » de Valmy, 24 dépôts de différents régiments de » la garde imperiale, et 32 dépôts d'autres corps, » ce qui porte le nombre des officiers, sous-offi-» ciers et soldats à plus de 30,000 hommes, environ » 1,800 officiers et 36 officiers généraux ; les grandes » administrations de l'armée et la commission de » liquidation.

» Les campagnes environnantes sont également » remplies de troupes à cheval.

» *Les officiers généraux et supérieurs, la presque* » *totalité des officiers, et plus de 20,000 hommes sont* » *logés chez l'habitant ; les maisons sont encombrées* » *et logent de 10 à 30 hommes en permanence.*

» Indépendamment de cela, il existe tant aux » hôpitaux militaires que civils, près de 5,000 ma-» lades, malgré les évacuations journalières sur » l'intérieur, parce qu'*il en arrive constamment de*

» *Trèves et de Mayence en nombre plus considérable*
» que celui que nous pouvons faire partir.

» *Ces malades sont atteints d'une maladie épidé-*
» *mique contagieuse, qui s'est propagée dans les hôpi-*
» *taux et chez les particuliers. Il meurt plus de 60*
» *militaires par jour; bientôt on ne pourra plus les*
» *faire soigner. Presque tous les officiers de santé sont*
» *atteints de la maladie; quelques-uns sont déjà*
» *morts.* ON NE TROUVE PLUS D'INFIRMIERS NI D'IN-
» FIRMIÈRES ; CEUX QU'ON AVAIT APPELÉS SONT
» RETOURNÉS CHEZ EUX MALADES ET Y ONT PORTÉ
» LA CONTAGION, qui se répand au point que plus
» de 150 maisons en sont affectées, et que plusieurs
» habitants que leur humanité avait portés à pro-
» diguer des secours aux malades à leur arrivée,
» sont déjà morts; il en meurt journellement plu-
» sieurs.

» M. le Préfet est atteint de la maladie, ainsi
» qu'un de mes adjoints qui a été occupé aux
» logements; de deux employés de la mairie qui y
» ont travaillé, l'un vient de mourir; son épouse
» est à l'extrémité et ne vivra pas demain. Deux
» employés des hospices civils sont aussi attaqués
» de la même maladie; une sœur est déjà morte,
» ainsi que les employés du commissaire des
» guerres; il y a peu d'espoir de sauver les autres.
» Presque toutes les sœurs de Charité et de l'Institut
» de Sainte-Chrétienne, qui se sont livrées avec
» un zèle évangélique au soulagement des malades,

» le sont elles-mêmes et ne peuvent plus continuer » leur service.

» *Des soldats et même des officiers malades occupent » encore des logements chez les habitants et leur com- » muniquent la maladie.* Les convalescents de la » garnison qui sortent des hôpitaux, ceux qui » rejoignent leurs corps à Metz venus de l'armée, » *vont directement chez l'habitant,* puisque nos mai- » sons sont la leur, *et propagent sur tous les points » la contagion.*

» J'ai employé tous les moyens pour prévenir le » mal et en empêcher la propagation ; je n'ai pu y » parvenir : J'ai fait imprimer et distribuer une » instruction pour engager toutes les personnes à » faire usage du procédé indiqué par M. Guyton de » Morveau; les pharmaciens, à ma demande, le » distribuent à un prix très bas, j'en fais distribuer » également aux indigents, j'en remets aux curés » pour les répandre, mais tout cela n'arrête point » le mal.

» J'ai rendu compte à M. le maréchal duc de » Valmy de cette situation, qu'il connaissait au » moins en partie; mais son autorité ne s'étend » pas, ni sur la garde impériale, ni sur ce qui com- » pose le Grand Quartier-Général, de manière » qu'il ne peut pas venir à notre secours d'une » manière efficace.

» JE DOIS LE DIRE A VOTRE EXCELLENCE, S'IL N'EST » PAS PROMPTEMENT POURVU A CET ÉTAT DE CHOSES, » TOUT CE QUI EST MILITAIRE, TOUT CE QUI EST

» CITOYEN EST EN DANGER. LES HOMMES QUE L'ON » DIRIGE SUR METZ, POUR COMPLÉTER LES CORPS, » PARTAGERONT LE SORT COMMUN.

» Je ne vois de moyen de sauver ces derniers » qu'en dirigeant sur d'autres points la plus grande » partie, et il n'y a pas un moment à perdre, » puisque tous les jours la maladie fait des progrès » effrayants.

» Je suis forcé de faire évacuer de suite des mai- » sons où il existe des malades, ce qui nous en- » combre encore davantage. J'ai proposé de former » au dehors des établissements de convalescents et » en particulier pour la garde impériale; de former » aussi un hôpital spécial pour les officiers; les » hôpitaux existants, au nombre de huit, étant » absolument remplis; enfin de faire sortir de la » place toutes les personnes qui peuvent en sortir » sans compromettre un des services de l'armée.

» *Je supplie Votre Excellence,* AU NOM DE L'HUMA- » NITÉ, DU SALUT DE L'ARMÉE ET DE CELUI DES » HABITANTS, *de prendre en considération notre posi-* » *tion malheureuse, et de faire par les moyens qui* » *sont en son pouvoir, tout ce qui peut la faire cesser* » *ou au moins en diminuer le danger.* »

Cette lettre remarquable trace *en partie* l'histoire du typhus à Metz, les causes de son développement, ses funestes effets; *mais elle ne pouvait aboutir à aucune décision, à un résultat quelconque.* M. Marchant avait tenté tout ce qu'il était possible de faire; LA MALADIE DEVAIT DURER AUSSI LONGTEMPS QUE

LES CIRCONSTANCES QUI L'AVAIENT ENGENDRÉE. Le Ministre de la Guerre accusa réception de la lettre, en informant le Maire de Metz du parti qu'il avait pris de la mettre sous les yeux de l'Empereur.

A la fin du mois de décembre, *le nombre des habitants malades s'étant encore accru*, le Conseil municipal, dans une séance extraordinaire, décida, sur la proposition du maire et de concert avec les administrateurs des hospices, invités à la séance, que l'hôpital Bon-Secours serait rendu aux malades de la ville, et que les militaires seraient évacués sur l'hôpital établi à l'église Saint-Vincent. Il fut arrêté, d'accord avec les autorités religieuses, qu'*il ne serait plus placé de tentures noires aux portes des maisons*, en même temps que *défense était faite de porter les morts à l'église et de sonner les cloches.* Monseigneur l'Évêque prescrivit à Messieurs les Curés d'envoyer un vicaire *faire les obsèques dans la maison mortuaire;* il décida aussi que *la messe de minuit n'aurait pas lieu*, et remit l'office au lendemain matin.

Le 1er janvier 1814, l'armée de Silésie, commandée par Blücher, avait passé le Rhin près de Mayence, à Manheim, à Coblentz, tandis que les Autrichiens avaient envahi la France par Bâle et la Franche-Comté. Dans la nuit du 7 au 8, l'ennemi occupait, sous les murs de Sarrelouis, toute la rive droite de la Sarre. Le 10, le général Yorck passa cette rivière et marcha sur Saint-Avold où l'on se battit le 11. Le corps d'armée français occupait les hauteurs de Longeville-lès-Saint-Avold; il se replia en hâte, mais sans désordre, sur Courcelles-Chaussy, et le jour après sur Metz. Le 14 et le 15, une grande partie du corps de Raguse traversa notre ville et gagna les hauteurs de Rozérieulles et de Gravelotte. Le 16, le maréchal rejoignit ses troupes après avoir confié la défense de la place à M. le comte Durutte. Dans la soirée du 17, nos communications avec Verdun furent interceptées, *le blocus commença.*

À MOINS D'EN AVOIR ÉTÉ LE TÉMOIN[1] ON NE PEUT SE FAIRE UNE JUSTE IDÉE DU SPECTACLE QU'OFFRAIENT LES RUES ET LES PLACES DE METZ, DEPUIS LE PASSAGE DU RHIN. Notre ville était devenue le refuge d'une foule immense qui avait reflué dans son sein, non-seulement des villes ouvertes du département, mais de l'ancien Palatinat et des électorats de Trèves et de Mayence. Dans une seule journée, il y était entré 1,500 voitures de bagages, de provisions et de vins. *Dans ces conditions*

[1] C'est en se reportant à ses souvenirs personnels que l'un des auteurs de ces études écrivait, en autorisant les extraits qui forment le présent volume, ces lignes que l'on a pu lire déjà dans un des *Bulletins* de la *Ligue de la Paix :*

« Comme j'ai eu sous les yeux, dans ma jeunesse, le triste » tableau des calamités qui précèdent, accompagnent ou suivent » une guerre d'invasion, *j'entre dans ma soixante-dixième année,* » *avec cette conviction que,* SANS LA PAIX, *toutes les améliorations* » *sociales peuvent être compromises, et ne plus être que de fai-* » *bles palliatifs aux graves atteintes portées à la civilisation.* »

nouvelles, plus favorables à son développement, le *typhus multiplia ses coups*, et la mortalité devint effrayante. Les administrations militaires et municipales se voyaient enlever leur dernière ressource, celle des évacuations quotidiennes sur les villes du centre, ressource qui, à certains jours, avait encore permis de déverser le trop plein de nos hôpitaux embarrassés. On créa de nouveaux asiles; les Ursulines, le séminaire de Saint-Simon furent du nombre.

On peut évaluer à trente mille le nombre des malades, exténués de fatigue et de misère, qui avaient été dirigés sur Metz. De ceux qui y restèrent en traitement, il en était mort dans les derniers jours

de novembre 1813........................ 463
en décembre............................. 1,602
en janvier 1814......................... 1,360

En février, le chiffre des décès s'éleva à 2,365, pour décroître avec l'épidémie vers la fin de mars et le milieu d'avril.

En mars, il mourut encore 1,622 hommes; dans les dix premiers jours d'avril jusqu'à la levée du blocus, le chiffre descendit à 340. Dans la même période, et malgré les précautions qu'on avait prises pour empêcher la propagation du typhus, *le nombre des habitants qui succombèrent fut de 1,294.* Le mois de février fut le plus meurtrier pour eux comme pour les militaires, le chiffre des décès s'éleva à 371.

Presque toutes les localités qui se trouvaient sur

le passage des armées furent atteintes par le typhus de 1813-1814. Saint-Avold, Courcelles-Chaussy, Mars-la-Tour, sur la route de Mayence à Paris ; Sierck, Cattenom, sur les bords de la Moselle, furent des plus maltraités. L'épidémie n'enleva *pas moins de 10,329 individus* dans tout le département, *indépendamment des 7,732 soldats* qui avaient succombé dans les hôpitaux. Pont-à-Mousson, Toul, Étain, Verdun, Bar, furent, dans notre voisinage, les villes les plus éprouvées.

CHAPITRE X ET DERNIER

CONSIDÉRATIONS GÉNÉRALES, RÉSUMÉ, CONCLUSION.

Sous les dénominations de « *mal des ardents,* » de « *peste ardente,* » de « *feu sacré,* » ou de « *Saint-Antoine,* » une des plus anciennes endémies de notre pays était caractérisée surtout par la gangrène des extrémités, la rétraction et la déformation des membres ; ce mal des ardents sévissait déjà, à la fin du xe siècle, *sur nos populations ruinées par les luttes qui s'étaient élevées entre l'Empereur Henri, en 1007, et les deux évêques prétendant au siége épiscopal de Metz. En 1049, aux maux de la guerre, vint s'ajouter une famine générale,* causée par des pluies continuelles et l'absence de récoltes ; d'endémique, le feu sacré devint alors épidémique et emporta un grand nombre de victimes. En 1090, nouvelle recrudescence du mal ; enfin dans le XIIe siècle, en 1128, 1130, 1180, 1186, 1198, le mal des ardents semble s'épuiser dans de derniers efforts.

A partir du XIIIe siècle, nos annales n'enregistrent plus de maladie pareille, *engendrée probablement par la famine et la misère qui réduisirent les populations des villes et des campagnes à une alimentation des plus funestes*, à l'usage des céréales corrompues ou altérées et d'animaux malades. Dans les temps modernes, on ne trouve à comparer à ces endémies du moyen-âge, que les épidémies d'ergotisme et de raphanie aux XVIIe et XVIIIe siècles, en Pologne et en Suède, *dont les symptômes et les causes présentent une analogie remarquable.*

La lèpre, cette autre endémie que nous ne connaissons plus que de nom, existait dans nos populations avant le VIIe siècle. C'est à cette époque, en effet, que remonte la fondation et la dotation de la Maladrerie de Longeau, suivies bientôt de celles de Saint-Ladre, des Bordes, de la porte aux Muzels. Si, *dans le XIIe siècle, la France compte deux mille établissements hospitaliers consacrés à l'isolement et à l'entretien des lépreux,* deux cents ans plus tard la maladie a disparu pour ainsi dire complétement ; elle est de nos jours devenue tellement rare dans notre pays, qu'à peine, à de longs intervalles, on en signale quelques cas isolés, devenus presque un objet de curiosité pour les hommes de l'art. *Est-ce à la thérapeutique que l'on doit attribuer la dispari-*

tion sinon l'extinction de la lèpre? Non, certainement, puisque l'éléphantiasis est aussi incurable de nos jours qu'au moyen-âge et au temps de Moïse. *C'est sans aucun doute, aux progrès de l'hygiène, à l'amélioration des conditions sociales de toutes sortes qu'il faut en reporter la cause presque unique.*

Nous arrivons maintenant à ces *grandes épidémies dont le souvenir demeure ineffaçable* dans l'histoire des peuples ; les unes, plus locales, comme une époque de malheurs et de souffrances ; les autres, plus universelles, plus désastreuses, comme une ère de destruction et de mort. Les premières, *engendrées ordinairement par des circonstances appréciables, comme la guerre, la famine, cessent et disparaissent avec elles ;* les secondes, produites par des causes plus occultes, parcourent d'immenses surfaces, bouleversent et épouvantent les nations.

« Il semble qu'elles soient comme le déchaînement de certaines grandes forces dont les effets seuls se manifestent, de tempêtes qui troublent l'harmonie des choses qui font vivre, de venins mortels dont le genre humain est, pour ainsi dire, le seul réactif [1]. »

De toutes les pestes (telle fut la dénomination vague et peu précise sous laquelle l'antiquité et le moyen-âge nous ont transmis l'histoire de plu-

[1] Littré : *Des grandes Épidémies ; Revue des Deux Mondes,* 1836.

sieurs de ces grandes épidémies), la peste noire régna avec violence au milieu du XIVe siècle.... Metz fut éprouvée par le fléau depuis le commencement du printemps 1349 jusqu'au mois de novembre suivant.

La population fut réduite, selon les uns, au tiers; selon d'autres, au quart; l'Europe perdit, suivant les estimations les plus véridiques et les moins élevées, plus de 25 millions de ses habitants.

Après la peste noire, la *Peste britannique* ou *suette anglaise* fut une des plus effrayantes par l'ensemble de ses symptômes et la rapidité de sa marche. Originaire de l'Angleterre où elle avait sévi en 1483, 1485, 1506, 1517, elle envahit en 1529, les Pays-Bas, l'Allemagne, la France, le Pays-Messin. Une fièvre intense, une ardeur générale, des sueurs abondantes et fétides, une anxiété précordiale extrême s'aggravaient en quelques heures d'un délire violent suivi de stupeur et de coma. Chez plusieurs apparaissaient de larges pétéchies, des adénites axillaires ou inguinales; chez presque tous la mort était rapide. Nous avons relaté les descriptions que Laurent Frisius et Jehan Dupont, alors médecins à Metz, nous ont laissées de cette épidémie; ses ravages dans notre contrée furent considérables et longtemps elle s'en ressentit.

La peste hongroise de 1569, la peste de 1623-1625, la peste de Hongrie de 1630, la peste suédoise de 1635-1636, *furent de véritables typhus, engendrés par des guerres aussi cruelles que désastreuses* S'IL EST UNE CAUSE D'ÉPIDÉMIE BIEN DÉMONTRÉE, C'EST CERTAINEMENT L'INFLUENCE DES MAUX DE TOUTE ESPÈCE, DES PRIVATIONS DE TOUT GENRE, AUXQUELS SONT EXPOSÉES CES IMMENSES AGGLOMÉRATIONS D'HOMMES, PRÊTES A SE PRÉCIPITER LES UNES CONTRE LES AUTRES, A S'ENTRE-DÉTRUIRE AU PREMIER SIGNAL DU COMBAT. Le manque ou la mauvaise nature des aliments, la malpropreté ou l'absence de vêtements convenables, l'intempérie des saisons, les dangers de climats particuliers auxquels les armées belligérantes n'ont pu encore s'habituer, les fatigues incessantes de marches précipitées, les émotions extrêmes auxquelles les plus courageux sont comme les autres exposés chaque jour, la nostalgie, sont les éléments pathogéniques auxquels l'encombrement, la viciation de l'air par les plaies ou les déjections viennent rapidement mettre le comble. DEPUIS DES SIÈCLES, LA GUERRE ENGENDRE LE TYPHUS; *et quel que soit le nom qu'il revête, ce redoutable fléau affecte les mêmes formes, engendre les mêmes calamités, détruit des milliers d'hommes que le fer avait épargnés.* CE N'EST PAS TOUT, CAR LE TYPHUS EST CONTAGIEUX; *les contrées qui sont le théâtre de la lutte, les populations qui sont témoins de ces horribles spectacles deviennent à leur tour victimes d'un mal qui n'épargne personne.* VICTORIEUSES OU VAINCUES, LES ARMÉES, SUR LEUR PASSAGE, LAISSENT UNE LONGUE TRACE DE DOULEUR ET DE MORT DONT LE SOUVENIR SE PERPÉTUE PENDANT PLU-

SIEURS GÉNÉRATIONS; là est peut-être la cause mystérieuse de ces haines instinctives qui existent entre certaines nations, haines qui ne s'effacent qu'à la longue par les relations du commerce et de l'industrie.

Les guerres ne sont pas les seules causes du typhus. En toute circonstance il peut être et a été engendré par l'agglomération d'un grand nombre d'hommes, resserrés dans des espaces trop étroits, mal aérés, humides et malsains; par la famine, les bouleversements politiques et sociaux, *événements qui reproduisent en petit les circonstances pathogéniques du typhus des armées.*

S'il est impossible de supprimer le typhus, n'est-il pas en notre pouvoir d'en arrêter ou du moins d'en restreindre le développement; d'en parer, s'il se peut, ou d'en atténuer du moins les coups les plus funestes? Là, évidemment, s'ouvre un large horizon aux investigations dans le passé, aux méditations pour l'avenir; car, si dans les siècles écoulés, des efforts ont été tentés pour obtenir ce résultat, c'est à notre époque surtout qu'il appartient d'entrer largement dans la voie de la médecine prophylactique, qui est de beaucoup préférable aux discussions scolastiques sur la nature essentielle ou intime de la maladie, et n'empêche pas, quand le mal est produit, de recourir aux armes plus ou moins certaines que l'arsenal thérapeutique nous présente. *Aux typhus de 1569, 1635, 1636, 1741, que nous venons de rappeler, il faut ajouter le typhus de 1552, lors du siége de Metz par Charles-Quint; celui de 1792, après la bataille de Valmy et l'expulsion des alliés; enfin celui de 1813, 1814, dont les souvenirs sont trop récents pour en retracer de nouveau les divers épisodes*

ÉPILOGUE.

Nous n'ajouterons qu'un mot à cette lamentable revue : c'est qu'il faut que l'émotion qu'elle excite ne soit pas perdue et qu'il est temps de nous réveiller d'une longue indifférence.

Soit sentiment exagéré de leur impuissance, soit respect involontaire pour de premières impressions reçues de l'étude de l'histoire et du spectacle des faits contemporains, les hommes les plus convaincus des désastreux effets de la guerre, des maux sans nombre qu'elle engendre et du retard qu'elle fait subir au progrès, se bornent le plus souvent à gémir tout bas et à protester timidement contre ce reste de la barbarie des siècles passés. La guerre est un mal, disent-ils, mais un mal inévitable, un mal *nécessaire*... Oui, la guerre est un mal, un grand mal; et par cela même qu'elle est un mal, elle ne peut être *nécessaire* : l'affirmer serait blasphémer l'humanité et son Créateur, condamner sans retour une civilisation impuissante, et renoncer à jamais à toute idée de progrès. La seule nécessité, c'est de combattre le mal, c'est de faire disparaître ce qui est à la fois immoral et ruineux, c'est de lutter contre le vieil esprit de la guerre et de braver les vaines clameurs de ses partisans.

Non, l'homme n'est pas fait pour verser le sang de ses semblables; il a au contraire mission de les protéger, de les défendre, de les améliorer. Les forces que la nature et la science mettent à sa disposition, il doit les employer à assurer la vie, le bien-être, la santé, la sécurité de tous. Si l'œuvre est difficile, n'y a-t-il pas assez de bras pour l'accomplir ? il serait lâche et bas de reculer devant une tâche, parce qu'on la trouve trop ardue. Le succès ne peut être ici, comme en tout, que le prix d'efforts nombreux, d'études sérieuses, et surtout d'une volonté ferme et inébranlable.

Ne cessons donc ni d'espérer ni de travailler : le but est noble et grand ; que les moyens répondent à sa grandeur et à sa noblesse ; que nos appels s'adressent à tout ce qu'il y a de sentiments tendres et affectueux dans le cœur humain, et le résultat ne saurait être douteux.

La paix ! la paix ! tel doit être le vœu, tel doit être le cri de tous les membres de l'humanité. Répété sous toutes les formes, adapté à toutes les intelligences, formulé au nom de tous les intérêts, il finira par triompher de résistances intéressées ou d'opinions arriérées. Tous les progrès sont en germe dans ce seul progrès ; la cité, la famille, l'individu y peuvent trouver la juste satisfaction de leurs aspirations. Une ère nouvelle s'ouvrira enfin, où l'homme, désabusé des chimères anciennes, verra dans la paix féconde, dans la paix bienfaisante, le symbole de ses vœux et de ses jouissances les plus pures. *Bonheur et Paix,* tels sont les deux termes d'un rapport destiné à faire répudier à jamais l'ancien qui se formulait ainsi :

GUERRE ET MISÈRE.

ABBEVILLE. — IMP. BRIEZ, C. PAILLART ET RETAUX.

La Ligue internationale de la Paix a pour but exclusif la propagation des idées indiquées dans sa déclaration précédemment publiée. (*V. au verso du titre*).

Sa durée est indéfinie.

Elle admet dans son sein, *sans distinction de race, de couleur ou de sexe, sans exception de parti ou de religion*, toutes personnes qui acceptent son programme et se sentent disposées à en seconder la réalisation,

La Ligue se compose : 1° de *Fondateurs* ; 2° de *Sociétaires* ; 3° d'*Adhérents*.

Le titre de Fondateurs est acquis aux membres actuels du Comité et à tous ceux qui dans le cours de la présente année auront versé une somme une fois payée de CENT FRANCS au moins.

Les Sociétaires doivent une cotisation annuelle de CINQ FRANCS. Cette cotisation n'est plus exigible si, avant l'ouverture d'une année nouvelle, le Sociétaire a déclaré renoncer à ce titre.

Les adhérents ne sont abstreints à aucune obligation. Ils donnent, avec leurs noms, leur concours à l'œuvre commune, dans la mesure de leurs forces ; et la soutiennent, s'ils le jugent à propos, par leurs offrandes. Tous les dons volontaires jusqu'aux plus minimes, sont reçus avec une égale reconnaissance, et inscrits sur la liste générale des Membres.

Les Sociétaires et Fondateurs ont droit :

1° A un compte rendu annuel de la situation financière et morale de la Ligue. — 2° A toutes les publications faites par elle ou en son nom. — 3° A une carte d'admission aux assemblées générales, conférences, lectures ou réunions organisées par la Ligue. Ils sont appelés à élire le Conseil d'Administration central et convoqués spécialement à cet effet chaque année.

La Ligue est représentée et administrée par un Conseil supérieur ou *Comité international*, siégeant quant à présent à Paris ; et par des *Comités nationaux*, formés sous les mêmes inspirations que le Comité central, dans les diverses contrées de l'Europe. Le Comité international est élu, à la majorité des suffrages exprimés, par les Sociétaires. Il désigne lui-même son bureau et fait son règlement intérieur. Cette élection a lieu, chaque année vers le 30 mai, date anniversaire de la déclaration collective qui a constitué la Ligue.

PRINCIPALES PUBLICATIONS

DE LA

LIGUE INTERNATIONALE ET PERMANENTE DE LA PAIX

La Paix, Discours prononcé le 24 juin 1869, par le R. P. Hyacinthe, carme déchaussé, précédé d'une lettre du R. P. Gratry, de l'Oratoire, membre de l'Académie française. 3e édit in-8 . . . 1 »»

La Guerre et la Paix, Conférence faite à l'école de médecine de Paris, le 21 mai 1867, par M. Frédéric Passy. *Edition populaire.* » 15

LA BIBLIOTHÈQUE DE LA PAIX

COLLECTION DE VOLUMES SPÉCIAUX PUBLIÉS SOUS LES AUSPICES DE LA LIGUE.

Les Guerres contemporaines, par M. Paul Leroy-Beaulieu, lauréat de l'Institut. 3e édit. . . . . » 50

Comment on pourrait réduire l'armée tout en assurant la défense nationale, par le comte L. de Dreuille 3e édit. » 50

Guerre à la Guerre, par M. A. Larrieu, avec une préface de M. Frédéric Passy. 3e édit. . . . . » 50

La Guerre s'en va, par M. Beaudemoulin, ingénieur en chef en retraite. 4e édit. . . . . » 50

Les Maux de la Guerre et les Bienfaits de la Paix, première réunion publique tenue a Paris le 10 février 1869, par les amis de la Paix. Discours de MM Ed Laboulaye, président et F. Passy, suivis d'une conférence faite à Metz, par M B. Faivre sur le *Respect Mutuel.* 3e édition. . . . . » 50

L'Évangile de Paix, discours prononcé à Paris dans l'église Saint-Roch, le 24 Mars 1869, par le R. P. Charles Perraud, Prêtre de l'Oratoire. 3e édit. . . . . » 50

Première Assemblée générale de la Ligue de la Paix, tenue le 8 Juin 1868 à la salle Herz; discours de MM. Dollfus, F Passy. A Visschers. H Richard. Isidor et Martin Paschoud, avec pièces justificatives et annexes, 1 vol. de 216 pages. 3e édit. 1 »»

La Guerre, par M. Nottelle, commerçant. in 8. . . . . . » 30

LE CRIME DE LA GUERRE

Prix de CINQ MILLE francs

à décerner en 1870, au meilleur ouvrage populaire sous ce titre.

Le programme de ce concours, instamment recommandé à la sollicitude des amis de la paix, est à la disposition de toutes les personnes qui en font la demande.

La SOUSCRIPTION reste ouverte chez MM. DOLLFUS-MIÉG et Cie, trésoriers de la Ligue, rue *Saint-Fiacre*, 9, à Paris, et chez MM PICHON-LAMY et DEWEZ, éditeurs de la Bibliothèque de la Paix, rue *Cujas*, 15, à Paris.

338 — Abbeville. — Imprimerie Briez, C. Paillart et Retaux.

www.ingramcontent.com/pod-product-compliance
Ingram Content Group UK Ltd.
Pitfield, Milton Keynes, MK11 3LW, UK
UKHW020928180726
13838UKWH00002B/828

9 782329 415208